眼科医がすすめる
目の不調を感じたら
毎日食べたい料理

【監修】眼科医・医学博士　平松 類

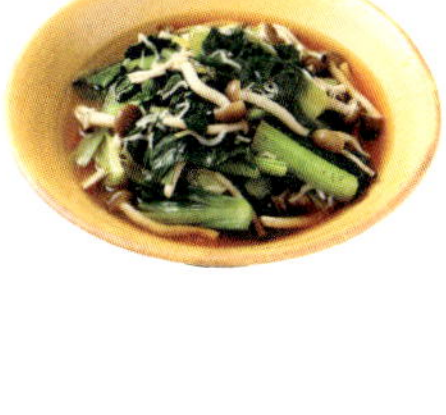

はじめに

目の治療に携わっていると、いろいろな方の話を聞きます。みなさんの話から、病気の治り方や、目の健康を保つのには、食事が大きく関わっていることを実感しています。いろいろな治療がありますが、目のケアでいちばん効果的なのは、目にいい食事をとること。

40代のドライアイの患者さんのお話をします。目が疲れる、頭が重いなどの不調で来院されました。ずっと頭痛に悩まされ、市販の頭痛薬に頼っていたそうです。青背の魚、さばやいわしを食事に加えて、油分もあまり避けないでくださいとアドバイスしました。ダイエットで油ものは敬遠されていたようですが、魚を中心に、体にいい油脂を取り入れた食生活に変えたことで、頭痛薬が不要に。イライラもなくなり、仕事もプライベートも楽に過ごせるようになったそうです。

目は小さな器官ですが、皮膚と同じように新陳代謝を行い、透明できれいな状態を保たなければならないという極めて特殊な臓器です。新陳代謝が活発なだけに、毎日の食事の影響が顕著に表れる場所。

だからこそ食事が大切です。この本では、目の不調を改善するために効果的な栄養素と、その栄養素を豊富に含む食材のメニューを紹介します。目の不調が改善されることで、仕事も家事も、もちろん趣味の時間も、より楽しんでいただきたいと思います。

2019年7月　平松類

二本松眼科病院　食事の話

勤務している二本松眼科病院は、日本でも珍しい眼科専門病院。病院でお出しする食事は、患者さんにとても人気です。目によい栄養素を盛り込み、目が悪くても食べやすいことを重視しています。病院での入院生活のアンケートでは、治療以外にも、「食事がおいしかった」という声をいただいています。

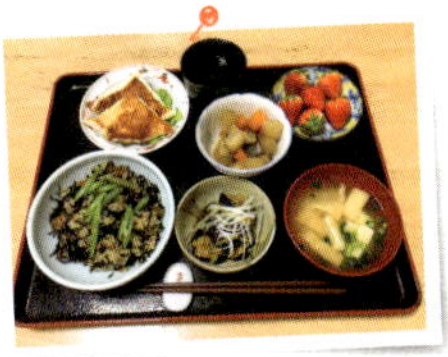

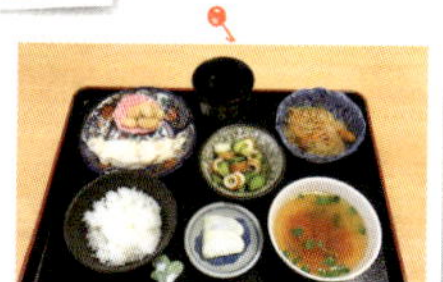

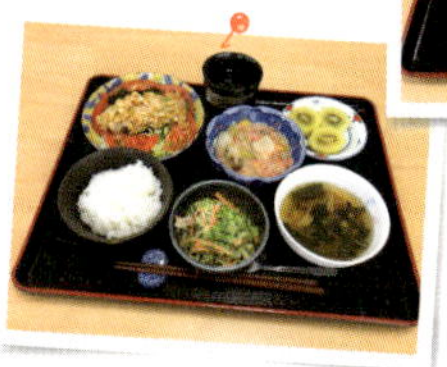

魚を中心に野菜をたくさん使った料理。病院では珍しい陶器を使い、より食事を楽しんでもらえるようにしています。

目次

第1章 身近な目の不調

白内障

第2章 目に必要な栄養素

第3章

目のために毎日食べたい料理

第1章

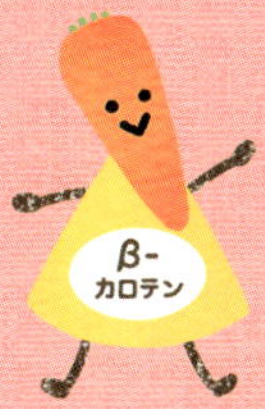

身近な目の不調

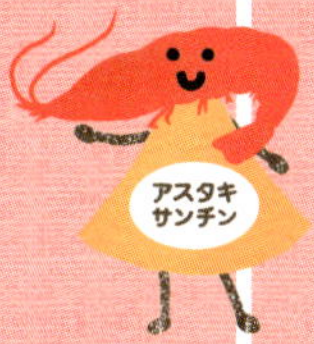

守るものは涙だけ、目はむき出しの臓器です

私たちの体をつくるのは毎日の食事です。その食事から得る栄養素を吸収し、全身の細胞へ行き渡らせるのが血液です。大きな血管が通じている臓器には、多少栄養素が足りなくても、届けられる血液量が多いので、すぐには困ったりしませんが、目の場合は深刻です。

目は小さいので、かなり細い血管で栄養を流しています。毛細血管が運ぶ血液量はわずかですから、ほんの少しの血液の質や血管の変化で、栄養素が足りなくなったり、血流が悪い、血管が詰まるなど、トラブルも多発しやすい器官でもあるのです。

もう一つ、目が、他の器官と圧倒的に違うのは、皮膚などに守られていない、外と接する「むき出しの臓器」であること。そんなむき出しの臓器を守るのは涙だけ。この涙こそ最初の防御壁です。涙で防御

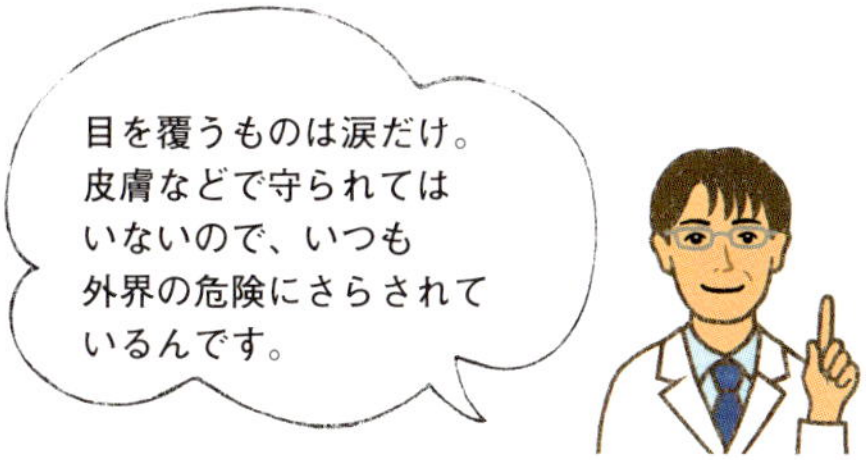
目を覆うものは涙だけ。
皮膚などで守られては
いないので、いつも
外界の危険にさらされて
いるんです。

できなければ、角膜を傷つけたり、水晶体にダメージが及んだりと、さまざまな不調が起きます。この外敵のダメージに加えて、加齢という老化現象にも抗うことはできません。

加齢が主な原因である「老眼」も、食事でアンチエイジングを心がければ、悪化は食い止められます。パソコン作業をしている人の約75％はかかっているといわれる「ドライアイ」は、食事を中心に、目の使い方や環境を整えることで症状の軽減につながります。また緑内障、加《か》齢黄斑変性症《れいおうはんへんせいしょう》、白内障なども、治療はもちろん大事ですが、毎日の食生活が改善への大きなファクターとなります。

何度も繰り返しますが、目の健康は食事が鍵を握っています。

多くの女性が容姿のアンチエイジングに心を砕きますが、目はほったらかし。そのままにしていると、目の不調に加え、頭が痛い、体がだるい、イライラする、疲れやすいなど、体の不調も招きます。目をいたわる食生活で、目の不調を改善し、視野も心身もクリアな暮らしを手に入れましょう。

目の老化現象

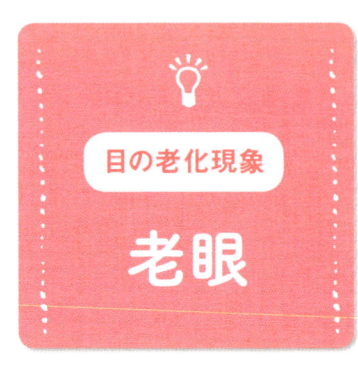

老眼

40代半ばで、「なんとなく見えない」は老眼の始まり

目のピント調節能力が低下するのが老眼です。

ピント調節は「筋肉（毛様体筋《もうようたいきん》）の強さ」、「レンズ（水晶体《すいしょうたい》）の柔らかさ」、「脳の判別能力」の３つが連携して行います。目の筋肉である毛様体筋が疲れると伸縮能力が低下し、水晶体を調節しづらくなります。また水晶体が硬くなると、厚さを変化させることができないのでピントを合わせづらくなります。目から入った映像は視神経から脳へ伝わって、初めて「見える」のですが、脳の機能が正常に働かないと、「半分見えない」、「ぼやける」ということになってしまいます。

この３つの機能のどこかが加齢で衰えると、老眼の始まり。手元が見えづらいと、疲れやすい、肩こりや頭痛、イライラなどの原因に。目の疲労は脳の疲労。結果的に全身的な疲労感を引き起こすのです。

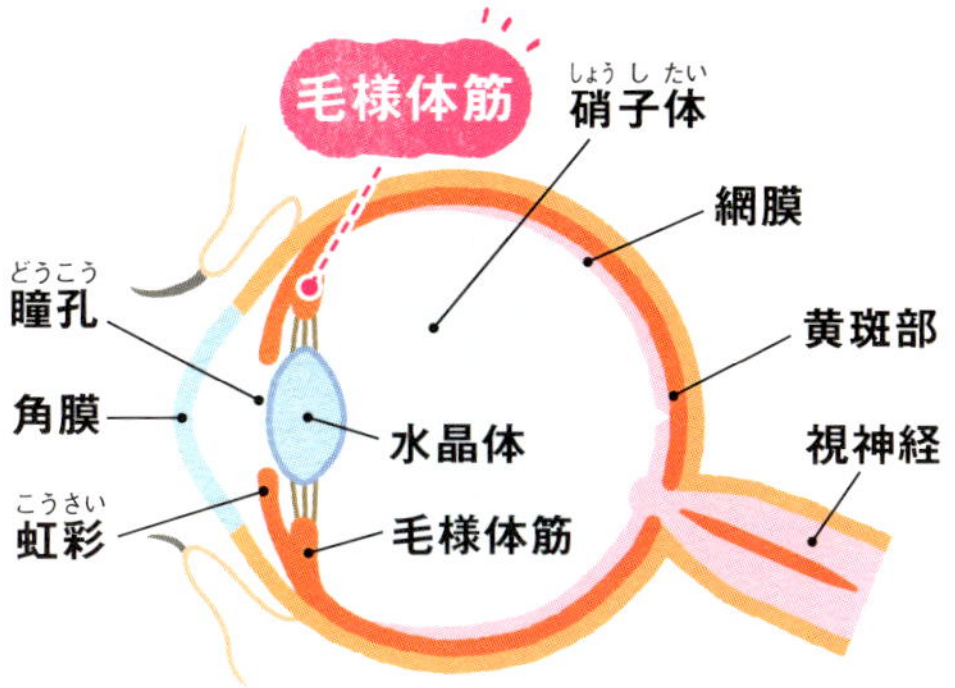

目のピント調節は、毛様体筋という、水晶体の両端につながっている筋肉の伸縮で行われる。この筋肉が伸縮することで、水晶体の厚さを変化させ、遠くのもの、近くのものの像のピントを調節する。

スマホ老眼が若い世代に増殖中、老眼は現代病になりつつある

初めて老いを感じるのは「目」。小さな文字を離して見ていることに気づいた瞬間ではないでしょうか。

美肌の敵だから紫外線カット、マイナス10歳を目指してコラーゲンとか、アンチエイジングを気にする人は多いですが、目のアンチエイジングを意識したことがありますか？「目のアンチエイジング？」と思われるかもしれませんが、目にいい食事を続けることで、機能の衰えをストップ、遅らせることができるのです。

最近は、スマートフォンやデジタル機器の長時間使用で、若くても「スマホ老眼」になる方が増えているようです。若くても目を酷使しないこと。そして食事は、特にアスタキサンチンという目にいい抗酸化物質を取り入れて、アンチエイジングを心がけましょう。

アスタキサンチンを含むレシピは41ページ「えびとにらの卵炒め」など。

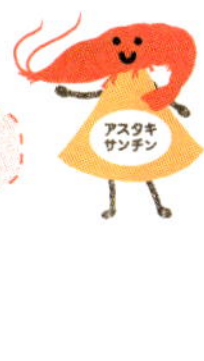

目の冷え性

ドライアイ

涙の量が多くてもドライアイ、涙は量より質が大問題！

ドライアイは、頭痛、肩こり、疲労感、眠りが浅いなど、基本的に老眼とよく似た身体的症状が出ます。見え方にはさほど問題はないのですが、目が乾く感じとか、目にゴミが入ったようにゴロゴロする、症状名とは裏腹に、涙が多く出ることもあります。

ドライアイの正体は涙が少ないのではなく、涙の質が悪いのです。だから、目の表面をしっかりと守ることができないのです。

ドライアイかどうかの見分け方はいたって簡単。目をしっかり開けて、12秒以上我慢できるかどうか。20秒できればベストです。目を開けていると目が乾きます。乾くと目の表面に傷がついてしまうので、まぶたを閉じたくなります。ですから、12秒我慢できないようだと、70〜80％の方がドライアイだと考えられます。

涙の質は水と脂のバランス

ものを見る作業が続くとまばたきが少なくなります。ボーッとしているときは1分間に30回ぐらいのまばたきが、本を読むときは12回ぐらい、スマホやデジタル機器の操作中は8回ぐらいに減少します。まばたきが減ると涙が正常に分泌できないので、質が悪くなるのです。

ほかにも涙の質を低下させるものはたくさんあります。エアコンなど空調による湿度の低下、ファストフードやスナック菓子ばかりなどの悪い食生活による腸内環境の乱れ、そして老化など。

涙は水と脂でできています。涙の質が悪い場合、脂の分泌がうまくいっていないことが多いようです。脂は目の周りから分泌されますが、血流が悪いと分泌されにくくなります。目の冷え性というとわかりやすいかもしれません。脂は冷えると固まりますから。血流促進に、抗酸化作用のある脂を含む青背の魚などを1日に1回はとるように。

DHA･EPAを含むレシピは46ページ「しょうがとあじのちらしずし」など

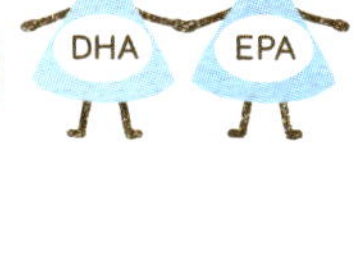

眼圧上昇で視野欠落

緑内障

気づいたときにはかなり進行、自覚しづらいのが緑内障

かなり進行するまで、あまり不調を感じないことが多い、緑内障。

緑内障の方の顔の前に手をかざして、「どう見えますか？」と聞くと「手のひらは見えるが、指先だけがない。そこがぼやけている感じ」とおっしゃいます。このように人は多少視野が欠けたとしても、脳が見えているように補ってくれます。欠けた部分の面積が大きくなると、さすがの脳もフォローしきれず、初めて「見えない」と自覚します。そのときはそれなりに病気が進んでいるのです。

虹のようなものが見える、見えるはずのない光が見える、読書で行を飛ばしてしまうなどは、緑内障の患者さんがおっしゃる症状です。

緑内障はきちんと治療をしないと、目の圧力＝眼圧がかかり過ぎる↓視神経にダメージ↓視野が欠ける↓失明へと進行します。

日本では失明原因の第1位。40歳を過ぎたら定期的に検査を

日本での失明の原因第1位が緑内障です。ちなみに第2位は糖尿病。眼圧を上昇させる原因（ストレス、いびき、いきみ過ぎる、低い枕で寝ているなど）を取り除くことが、緑内障の悪化を防ぐ鍵となります。意外かもしれませんが、枕を高くして寝ると眼圧が20％程度下がるというデータもあります。またウォーキングなど軽い有酸素運動は眼圧を下げるという研究結果も発表されています。

緑内障は気づきにくい病気です。定期的な目の検診、そして目にいい食事が重要です。血流の低下を改善するカシスのアントシアニンや、目の万能栄養素ともいえる、ほうれん草などの緑黄色野菜に含まれるルテインやβ-カロテン、トマトのリコピンなどの抗酸化物質は、ダメージを軽減してくれます。積極的にとるようにしましょう。

ルテインを含むレシピは88ページ「ほうれん草のオイルあえ」など。

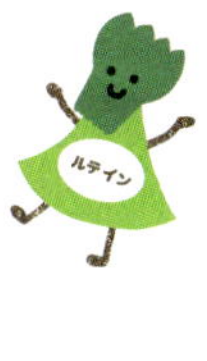

目の生活習慣病

加齢黄斑変性症

ライフスタイルの変化と高齢化で増加傾向

外から入ってきた光は、角膜と水晶体を通って、網膜に像を映し出します。この網膜の中心あたりにあるのが黄斑部です。この黄斑部が加齢によって変性することがあります。そうすると、見えているものの中心部がぼやけたり、ゆがんだり、ちょっと欠けて見えたりという症状が出始めます。

加齢黄斑変性症は日本では、かつてはそんなに多い病気ではなかったのですが、最近、とても増加しています。理由の一つには、食生活の欧米化があるといわれています。

まず片方の目に起こります。もう片方の目が不自由な視野を補うので、黄斑変性の症状を見逃してしまうことも多いようです。50歳を過ぎたら、定期的に黄斑変性の検査を受けることをおすすめします。

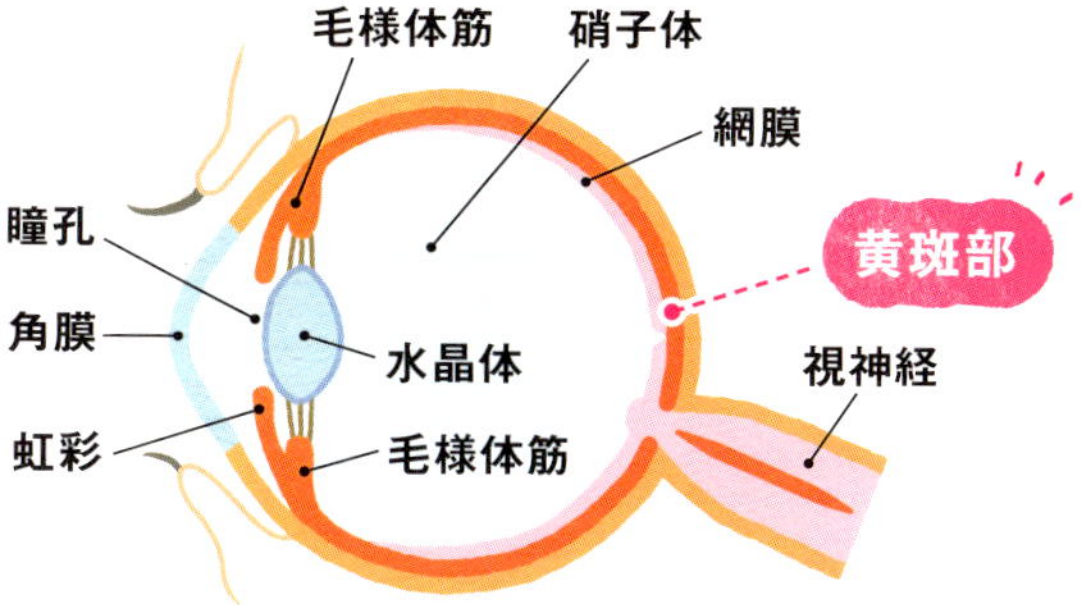

黄斑部は「見る」かなめの場所。網膜の中心にあり、外部から入った光がここで像を結ぶ。ここが変性すると、ものの中心がぼやける、全体的にゆがむ、また視力低下を引き起こすこともある。

紫外線、ブルーライト、タバコが黄斑変性症のリスク

紫外線やブルーライトなど、光の刺激も黄斑変性を発症させる大きなリスクです。紫外線防止のサングラスをかける、デジタル機器やスマホのブルーライトもできるだけカットする対策をとる、また夜寝るときもＬＥＤの照明などは消し、暗い環境で寝ること。

そしてタバコは厳禁！　さまざまな研究で、加齢黄斑変性症の要因の一つとして明らかになっています。

また、「目の生活習慣病」と言われる加齢黄斑変性症ですから、他の目の病気に比べて、とりわけ食生活を見直すことが大切になります。食生活では、ルテインをとることを心がけましょう。また目にいい栄養素、ＤＨＡやＥＰＡなどのほか、ビタミンＡ・Ｃ・Ｅなどもメニューに取り入れた、栄養バランスのいい食事が重要です。

ルテインを含むレシピは47ページ「いんげんとかぼちゃのマリネ」など。

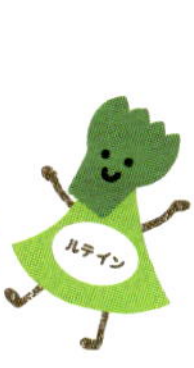

目の老化現象

白内障

ゆで卵が加熱で白くなるように水晶体が加齢とともに濁る

白内障の症状は、全体にぼやっと見える、淡い色が見えづらくなるなど。例えばガスコンロの火。黒いコンロで背景が黒、炎が青だと青い炎が見えづらくなります。うっかり袖口を入れて火がつくことも。また、文字自体は大きくても、色がうすいと判別しづらくなります。

白内障は、加齢により水晶体のたんぱく質が変性して濁る病気です。水晶体は透明ですが、年齢とともにさまざまな刺激で変性します。卵の卵白をイメージしてみてください。透明な卵白は自由に形を変えることができますが、ゆでて白くなると形を変えることができません。卵白が熱で変化するのと同じで、水晶体が劣化して固くなると、自力でピントを合わせることが難しくなるのです。だから白内障にかかると、老眼も進み、他の目の病気を引き起こすことにもつながります。

加齢に加えて目をこする&触る行為が危ない！

加齢のほかに、紫外線やブルーライトなどの刺激もありますが、意外と知られていないのが、目のこすり過ぎ。目をこする行為は、繊細で小さな器官の目にとって打撲と同じです。目をこすり過ぎて、10代でも20代でも白内障手術をすることもあるほどです。

目のダメージは主に生活で決まります。目をこする生活、紫外線をよく浴びる生活、こういう生活で目のダメージは増えていきます。

一方で目の回復は食事で決まります。白内障に効果的な栄養素はルテイン。アントシアニンや、ビタミンCも有効です。これらは抗酸化作用が強く、積極的に取り入れれば、ダメージを消去してくれます。

ダメージを減らし、回復を促す。ダメージを消去してくれる抗酸化物質を積極的にとることが、白内障に欠かせない生活習慣なのです。

ルテインを含むレシピは59ページ「チンゲンサイのごまマヨあえ」など。

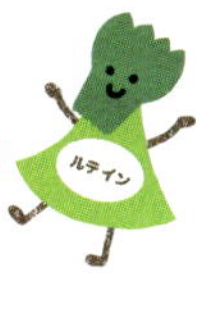

目の不調

『目にいい習慣』

食事プラス、生活習慣の見直しが目のアンチエイジング！

目の不調を改善するには、食事の見直しが基本です。次に大切なのが生活習慣。家でも、電車の中でも、オフィスの休憩時間でもスマホを見続けているとか、紫外線を気にしない、タバコも吸う、運動もしない、歩かないなど、そんな生活を続けていませんか？　体に悪い生活習慣は、もちろん目にも悪影響を及ぼします。

目のためにもそんな悪い生活習慣の見直しを。目が疲れたと感じたら、「目を温める」こと。紫外線やスマホやパソコンのブルーライトは極力カット。タバコを吸っているなら、目のためにも禁煙を。目をいたわる生活習慣を続けることで、10歳若い「目」を手に入れましょう。

加湿する

オールシーズン 乾燥に要注意！

乾燥が厳しい冬だけでなく、夏もエアコン使用で、室内は乾燥しがちです。目はむき出しですから、住環境からも影響を受けやすいもの。加湿器やぬれタオルを干したりなどして、室内の湿度を約50％ぐらいに保ちましょう。特に、パソコンで仕事をする、スマホを長時間使用するなど、まばたきが少なくなると、乾いた環境は超危険！　日ごろから湿度に気を使ってください。

温める

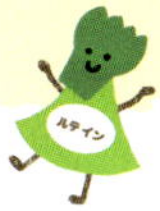

ハンドカップでじんわり

目の筋肉の動きをしなやかに、栄養をきちんと届けるためにも、目を温めることをおすすめします。ホットタオルで温める方法もありますが、どこでも道具がなくてもすぐできるのが「お手軽ハンドカップ」。目が疲れたなと思ったら、お試しください。

＊お手軽ハンドカップの方法

1. **両手のひらを10秒ぐらいこすり合わせる。**
2. **こすり合わせた手をカップ状にして両目を覆うように当てる。**

しっかり呼吸する

ストレスを感じたら まず深呼吸でリラックス

呼吸が浅くなっていませんか？　呼吸は自律神経と深い関係があります。ゆったりと腹式呼吸をすることで、自律神経のバランスをととのえ、ストレスを除去してくれます。これは肺の訓練にもなります。

1. **口を閉じ、鼻からゆっくりと息を吸う。何秒で吸ったかカウントを。**
2. **次に口をすぼめてロウソクの火を消すように、ゆっくりと息を口から吐き出す。息を吸ったときの倍の秒数で吐き出すこと。**

★例えば、３秒で吸ったら６秒で吐く。

Column

自律神経と目

目も自律神経の支配下にあり

目の瞳孔を閉じたり開いたり、またピント調節も自律神経が行っています。手元を見るときはリラックス、遠くを見るときは興奮するようになっているので、この自律神経のバランスが崩れると、瞳孔の開閉も、ピント調節もスムーズに行われなくなってしまいます。太陽の光で目覚め、夜の訪れとともに休むという生活を行うのは難しいものですが、できるだけ規則正しい生活で、自律神経のバランスを保つこと。目にいい生活の基本といえます。

腸内環境を整える

遠くてすごく近い腸と目の関係

口の中から食道、胃、腸はトロッとした透明な粘膜に覆われています。まぶたの裏や目の表面を覆っているのも、この粘膜で、目も鼻も口も腸もつながっているのです。この粘膜が乾かないように、目は常に涙で防御しています。腸内環境を整えることは、目の粘膜環境も整えること。涙を分泌する細胞も活性化し、涙の質も改善します。腸と目、遠いようで実はとても密接な器官なのです。

歩く

有酸素運動も目に効果的

ウォーキングやジョギング、水泳など軽めの有酸素運動を習慣にできればベストです。激しい運動やたくさん運動をする必要はありません、ちょこっとでもいいので、続けることが大切です。時間が取れない人は、こまめに動くなど、日ごろの行動を変えるだけでも構いません。

Column

目には絶対NG!

目を「こする」行為は殴られたことと同じ

目は柔らかくデリケートな器官です。まぶたをついついこする習慣は、白内障などの原因になります。かゆいから軽くこすっているつもりでも、目を大きくへこませたり、ゆがませたりする危険があります。そういう小さなダメージが蓄積して目の病気を引き起こすことに。では、かゆくなったらどうするか？　そういうときは冷やしてください。アトピーや花粉症などアレルギーの方はつらいと思いますが、「できるだけ目をこすらない」と心に留めておいてください。

遠くを見る

目にとって遠くは2メートル以上先のこと

パソコン作業、スマホ操作など、近くのものを見続けていると、ピント調節をする毛様体筋の機能が落ちてしまいます。わかりやすくいうと、ずっと中腰でいるようなもの、腰が痛くなるのは想像に難くありません。ですからずっと一定の距離を見続けないことが大切です。60分に１回くらいは、遠くを見るだけでも、目はホッとします。目にとっては２メートル以上先が遠くです。仕事の合間に、目を画面から外して、目の休憩時間を確保しましょう。

第2章 目に必要な栄養素

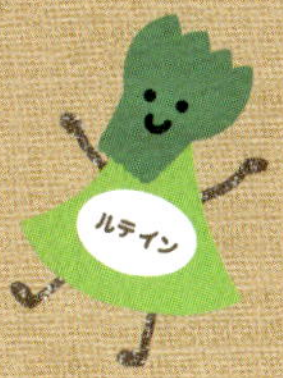

目は日々生まれ変わる だからこそ 食事が握る目の健康

何度も言うようですが、目は子どものころからずっと同じではなく、日々、新陳代謝をしながら入れ替わっています。だからこそ悪いものを食べれば、不備がそこかしこに出てくるのです。

下にあげた4つは、ぜひ積極的に摂取していただきたい栄養素です。また、体にはもちろんのこと、目を守るそのほかの栄養素を、左の表にしました。一日一日の食事を大切にして、目の老化、目の不調を防ぎましょう。

この４つは外せない！目にスペシャルな栄養素

アスタキサンチン

強力な抗酸化力をもち免疫力を高める

【機能】
ルテインと同様、カロテノイドの一種。抗酸化作用があり、血流をスムーズにし、免疫力アップ。眼精疲労回復作用があり、目の老化防止にも効果的。

多く含む食材
鮭　えび　かに
赤い海藻

ルテイン

目の黄斑部に存在するカロテノイドの一つ

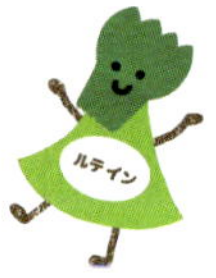

【機能】
カロテノイドの一種で、目の黄斑部に存在する。紫外線を吸収し、活性酸素を除去する。ルテインは目に優先的に届くので、黄斑変性や白内障予防に。
★カロテノイドは動植物の赤色、黄色などの色素成分。人は体内で生成できない。

多く含む食材
ほうれん草　とうもろこし
ブロッコリー　卵黄　にら
ゴーヤー　ケール

β-カロテン

目の機能や皮膚＆粘膜の健康を保つビタミンAになる植物性成分

【機能】
活性酸素を消去する抗酸化作用がある。目の不調全般に効果が高い。緑黄色野菜に多く含まれ、体内で必要に応じてビタミンAに変わる。
★ビタミンAには、うなぎなどに含まれる動物性のレチノールと植物性のβ-カロテンがある。

多く含む食材
モロヘイヤ　ほうれん草
かぼちゃ　にんじん
わけぎ

DHA・EPA

網膜や脳の組織を構成する不飽和脂肪酸

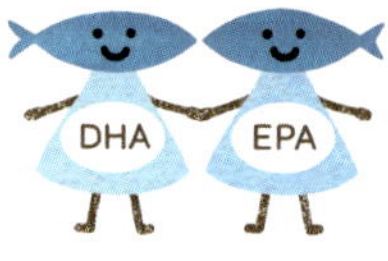

【機能】
不飽和脂肪酸の一種。血栓を溶かし、血流をアップ。生活習慣病を予防する働きがある。血流改善は、目の不調にも効果的。また抗炎症作用もあり。

多く含む食材
いわし　さば　まぐろ
鮭　イクラ　ぶり
さんま

まだまだある！ 目をいたわる栄養素

栄養素	多く含む食材	機能
ビタミンA	豚レバー　とりレバー　あんこうの肝　うなぎ　ぎんだら　あなご	目の機能や皮膚＆粘膜の健康を保つ重要なビタミン。目の網膜で光を感知する物質をつくり、暗いところで視力を保つ。皮膚や消化管などを守ってウイルスなどの侵入を防ぎ、免疫力を高める。
ビタミンC	赤パプリカ　ブロッコリー　じゃがいも　柿　いちご　キウイフルーツ　芽キャベツ　小松菜　カリフラワー	強い抗酸化作用があり、多くの生理作用に活躍。皮膚のシミやシワを防ぎ、傷の治りもよくする。さまざまなホルモンの合成に関わる。ストレスがかかるとビタミンCが多く必要になる。水溶性。
ビタミンE	うなぎのかば焼き　アーモンド　かぼちゃ　ツナ油漬け　モロヘイヤ　アボカド　ひまわり油	抗酸化作用がある。体内の生体膜に存在し、生体膜のリン脂質を酸化から守る。活性酸素を消去し、体内の他の成分の酸化を防ぎ、体を守る働きがある。臓器や皮膚の老化、動脈硬化を防ぐ。脂溶性。
ビタミンB_1	豚ヒレ肉　豚ロース赤身肉　うなぎのかば焼き　ボンレスハム　真鯛　たらこ　ぶり　そば(乾)　玄米ご飯	糖質からのエネルギー生成に深く関わる。神経組織の働きを正常に保つ。水溶性。アリシンを含むにんにくと調理すると、疲労回復作用が長持ち。
ビタミンB_2	豚レバー　うなぎのかば焼き　かれい　キノコ類　抹茶　卵　納豆　牛乳　いわし	糖質、脂質、たんぱく質からのエネルギー生成に関わる。皮膚や粘膜の健康維持に役立つ。本格的な運動をする人、お酒を多く飲む人、ストレスの多い人には、ビタミンB_2がより多く必要。また生活習慣病の予防にも効果的。水溶性。
ビタミンB_6	まぐろ　牛レバー　さんま　とりささみ肉　かつお　にんにく　焼きのり　米	たんぱく質の新陳代謝に深く関わる。肉好きなどたんぱく質の摂取量が多いほど、必要なビタミン。神経伝達物質の合成にも必須。日本人の主食、米にはビタミンB_6が多く、ご飯を食べている人は摂取しやすい。
アントシアニン	カシス　ブルーベリー　なすの皮　紫キャベツ　紫いも　黒大豆　あずき　赤ワイン	ポリフェノールの一種。毛細血管を強化し、血行を改善。網膜細胞の血流をよくする。疲れ目の予防と改善、視力回復効果。
リコピン	トマト　すいか　柿	カロテノイドの一種。β-カロテンよりも強い抗酸化作用がある。老化予防やがん予防に効果がある。脂溶性。
タウリン	かに　いか　たこ　えび　かき　さざえ　はまぐり　帆立　あじ　さば　ぶりやかつおの血合い	アミノ酸の一種。肝臓や筋肉、脳、心臓などに高濃度で含まれている。脂質の消化吸収に重要な役割をする。血中コレステロール値を下げて肝機能を高める。高血圧の改善や、動脈硬化、心不全の予防にも。脳内の神経伝達物質として作用し、また目の疲れをやわらげる。

目の不調ストップ！

今日から始められる“目にきく料理”

目の不調を感じたら、ひどくなる前にいつもの食事から見直しましょう。必要な栄養素を簡単な料理でおいしく食べられる。そんなメニューなら、楽しみながら目にいい食生活を長く続けられます。

平松先生がすすめる長続きする料理の条件は「ルテインやDHAが含まれていること」「週1回食べても飽きないこと」「簡単であること」。これらを満たす「ほうれん草とさば缶のごまカレー」はいちばんのおすすめ。ルテインやDHAのほか、カレー粉に含まれるクルクミンの抗酸化作用にも健康機能が期待できます。

目にきく料理はコレ！

『ほうれん草とさば缶のごまカレー』

目にいいポイント

1 ほうれん草

カロテノイドの一種、ルテインは抗酸化物質で、特に目に集まる特徴があるので、目の健康のためにとり続けたい成分です。脂溶性で油ととると吸収しやすいので、さばや、練りごまの油が、吸収をよくします。

2 さば

さばに含まれるDHAは、涙の質をよくする効果が期待できます。また血流もよくする効果があります。

3 簡単

冷凍ほうれん草やさば缶ならば、ゆでたり、さばいたりなどの手間が不要な上、電子レンジで作れます。料理が簡単なのも長続きのコツです。

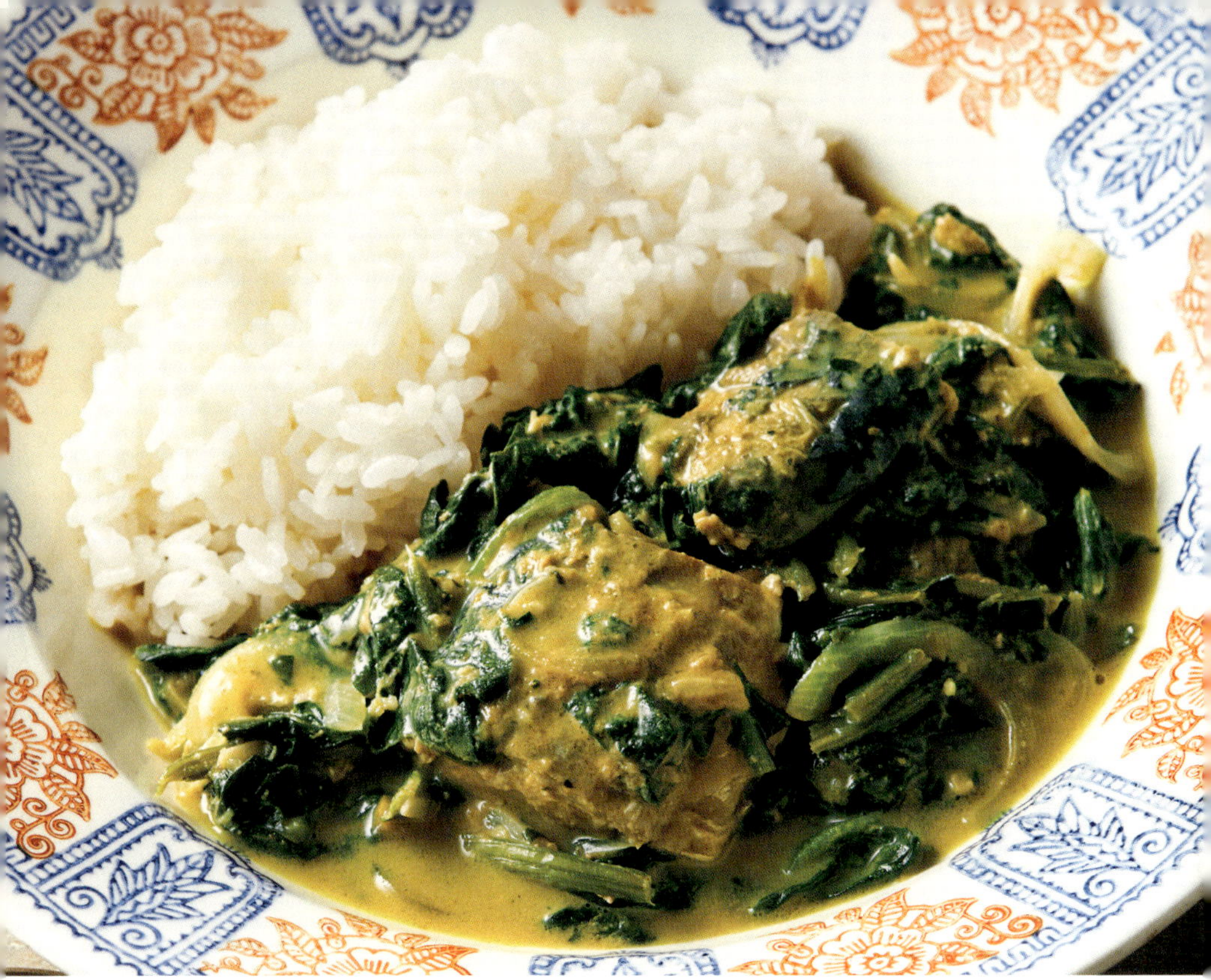

材料（２人分）

冷凍ほうれん草……100ｇ
さば水煮缶……１缶（約190ｇ）
玉ねぎの薄切り……¼個分
おろししょうが……１かけ分
合わせ調味料［白練りごま大さじ２　カレー粉小さじ２　ウスターソース小さじ１　塩、こしょう各少々　水¾カップ］
温かいご飯……茶碗２杯分

作り方

1. 耐熱ボウルにさばを缶汁ごと入れ、大きめにほぐす。冷凍ほうれん草、玉ねぎ、しょうがをのせ、合わせ調味料を加える。
2. ラップをぴったりとかけてから、ボウルの端を少しあけ、電子レンジで約７分加熱する。
3. ラップをはずし、さばがくずれないよう全体を軽く混ぜ、ご飯とともに器に盛る。

１人分
524kcal
塩分1.9g

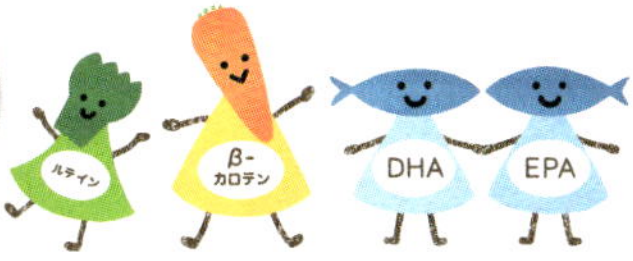

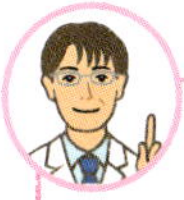

平松先生のプラスαアドバイス

アスタキサンチンを含む食品、例えば、桜えびなどを上にかけると、目にいい栄養素を強化できます。付け合わせに、桜えびをトッピングしたサラダを添えてもいいでしょう。

調理：伊藤晶子　撮影：野口健志

この本のレシピについて

- レシピの小さじ1は5mℓ、大さじ1は15mℓ、1カップは200mℓです。
- 塩は精製塩、こしょうは白こしょう、砂糖は上白糖、しょうゆは濃い口しょうゆ、みそは好みのみそです。しょうやみそは商品によって塩分が違うので、様子を見て量を加減してください。
- 各レシピの分量は基本的に2人分ですが、一部作りやすい分量になっています。作る前に分量を確認してください。
- 電子レンジは特に表記がない場合、加熱時間は600Wのものを基準にしています。500Wなら1.2倍、700Wなら0.9倍の時間で加熱してください。
- 各レシピに、**特に目に必要な栄養素、ルテイン、β-カロテン、アスタキサンチン、DHA・EPA**のイラストを入れています。参考にしてください。

特に目に必要な栄養素の仲間たち

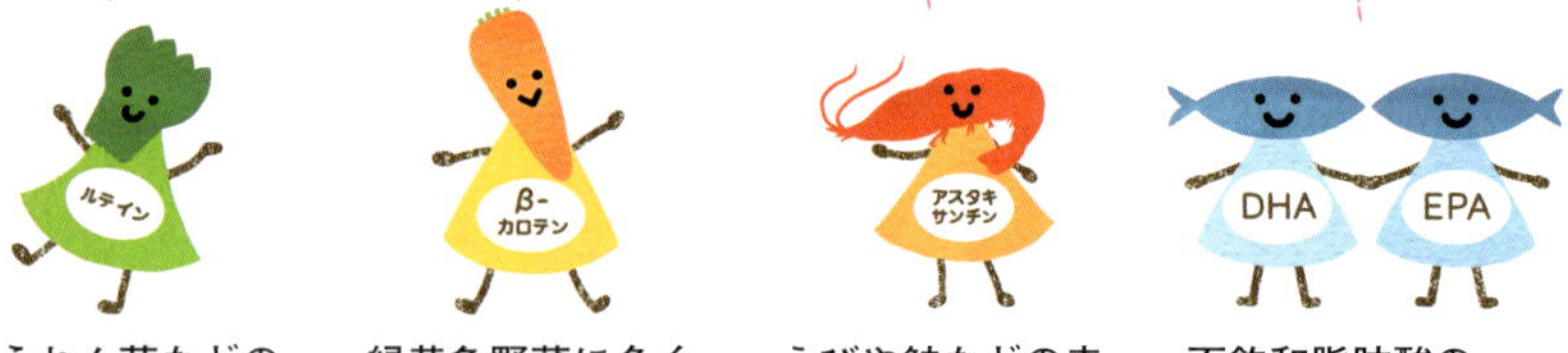

ルテイン

ほうれん草などの緑黄色野菜に多い抗酸化成分。目の不調に、とても効果的。

β-カロテン

緑黄色野菜に多く含まれ、抗酸化作用があり、体内でビタミンAに変わって粘膜を正常に保つ。

アスタキサンチン

えびや鮭などの赤い成分。抗酸化作用があり、目の血流をよくして疲労回復効果がある。

DHA・EPA

不飽和脂肪酸の一種で、血栓を溶かして血流をよくし、目に栄養を運ぶ。

※高血圧・糖尿病など治療中の方は塩分、カロリーなどに制限がある場合があります。医師の指示にしたがってください。

第3章

目のために毎日食べたい料理

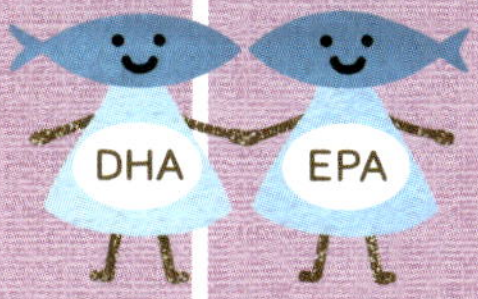

春

冬の寒さから解放されて過ごしやすくなりますが、体の不調が出やすいとき。花粉症などのアレルギーも目に影響があるので注意。

花粉症の人はDHA・EPAなどを積極的にとって

うららかな陽気でも、花粉症などのアレルギー症状がある人にとってはつらい季節。鼻と目はつながっているので、目がかゆくてこすることもあるでしょう。でも、目へのダメージが大きいので注意。目を潤す涙の質をよくするためには、DHA・EPAなどを含む魚を食べましょう。この季節の魚では、めばるや、さわらなどがおすすめです。

ルテインを含む季節の野菜は、にら、クレソン、レタスなど。そら豆にもルテインが含まれます。β-カロテンを多く含む代表的な春の野菜は菜の花。絹さやや三つ葉などもβ-カロテンが豊富。目によい栄養をとりながら、おいしく春の味を楽しめます。

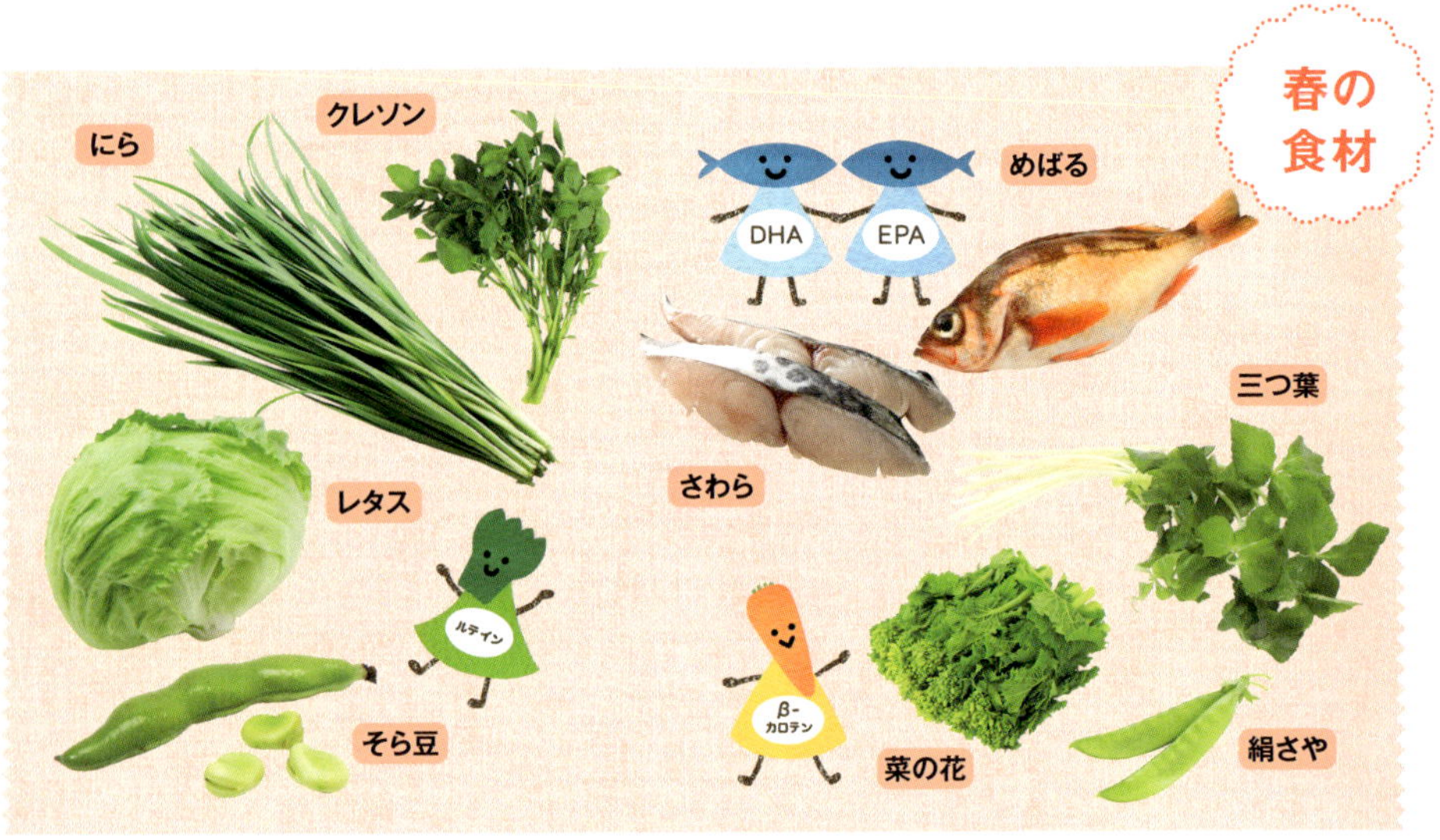
春の食材
にら
クレソン
DHA
EPA
めばる
三つ葉
さわら
レタス
ルテイン
β-カロテン
菜の花
そら豆
絹さや

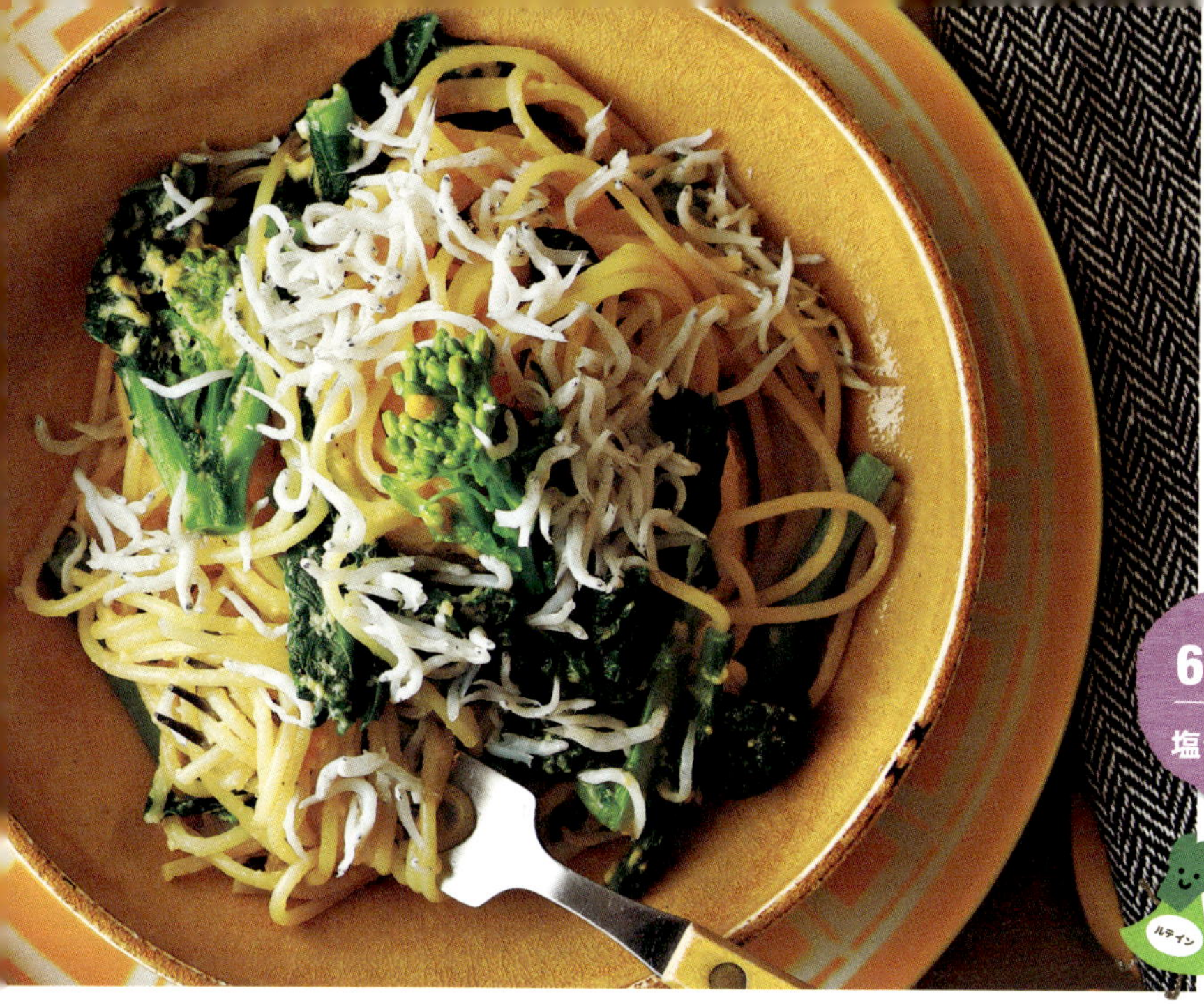

1人分
669kcal
塩分 3.7g

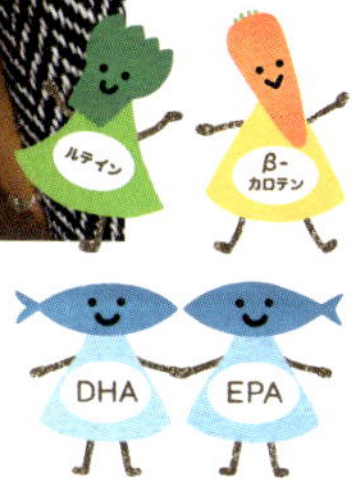

菜の花のほろ苦さにコク満点のソースがマッチ

菜の花としらすのカルボナーラ

材料（2人分）

菜の花 …………………… 1束（約200ｇ）
塩 ……………………………… 適量
スパゲッティ ……………………200ｇ
卵液［卵2個　粉チーズ大さじ3　オリーブ油大さじ2　塩小さじ⅓　こしょう少々］
しらす干し …………………… 50ｇ

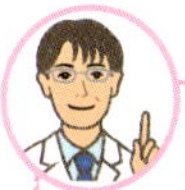

平松先生のプラスαアドバイス

菜の花に含まれるβ-カロテンが効果的。高血圧の人は塩分を控えめに調理するとよいでしょう。

作り方

1 菜の花は茎の先を少し切り落とし、たっぷりの水につけて約10分おく。根元がかたい場合はさらに切り落とし、3㎝幅に切る。スパゲッティは塩（湯3ℓに大さじ1が目安）を加えた熱湯で袋の表示どおりにゆで始め、残り2分で菜の花も入れて一緒にゆでる。

2 ボウルに卵液の材料を混ぜ合わせる。

3 ゆで上がったスパゲッティと菜の花の湯をきり、2に加えてしらす干し半量も加え、手早くあえる。器に盛り、残りのしらす干しを散らす。

調理：井原裕子　撮影：高杉 純

シャキシャキ食感を残したスピード煮もの

レタスとツナのレンジ煮

材料（２人分）

レタス……………………………… ½個
ツナ缶………………… 小１缶（約70ｇ）
煮汁［だし汁¼カップ　砂糖大さじ１弱
　しょうゆ小さじ１　塩小さじ⅓］

1人分
121kcal
塩分1.8g

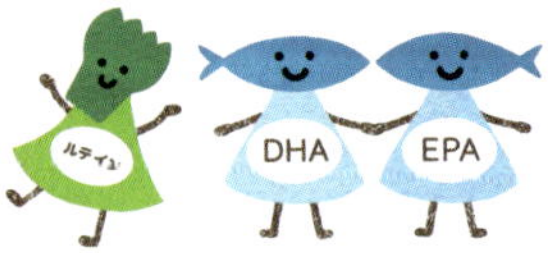

作り方

1 レタスはざく切りにする。

2 耐熱ボウルに入れ、ツナ缶を汁ごと、煮汁を加える。ふんわりとラップをかけ、電子レンジで約４分加熱し、ざっくりと混ぜる。

調理：脇 雅世　撮影：高杉 純

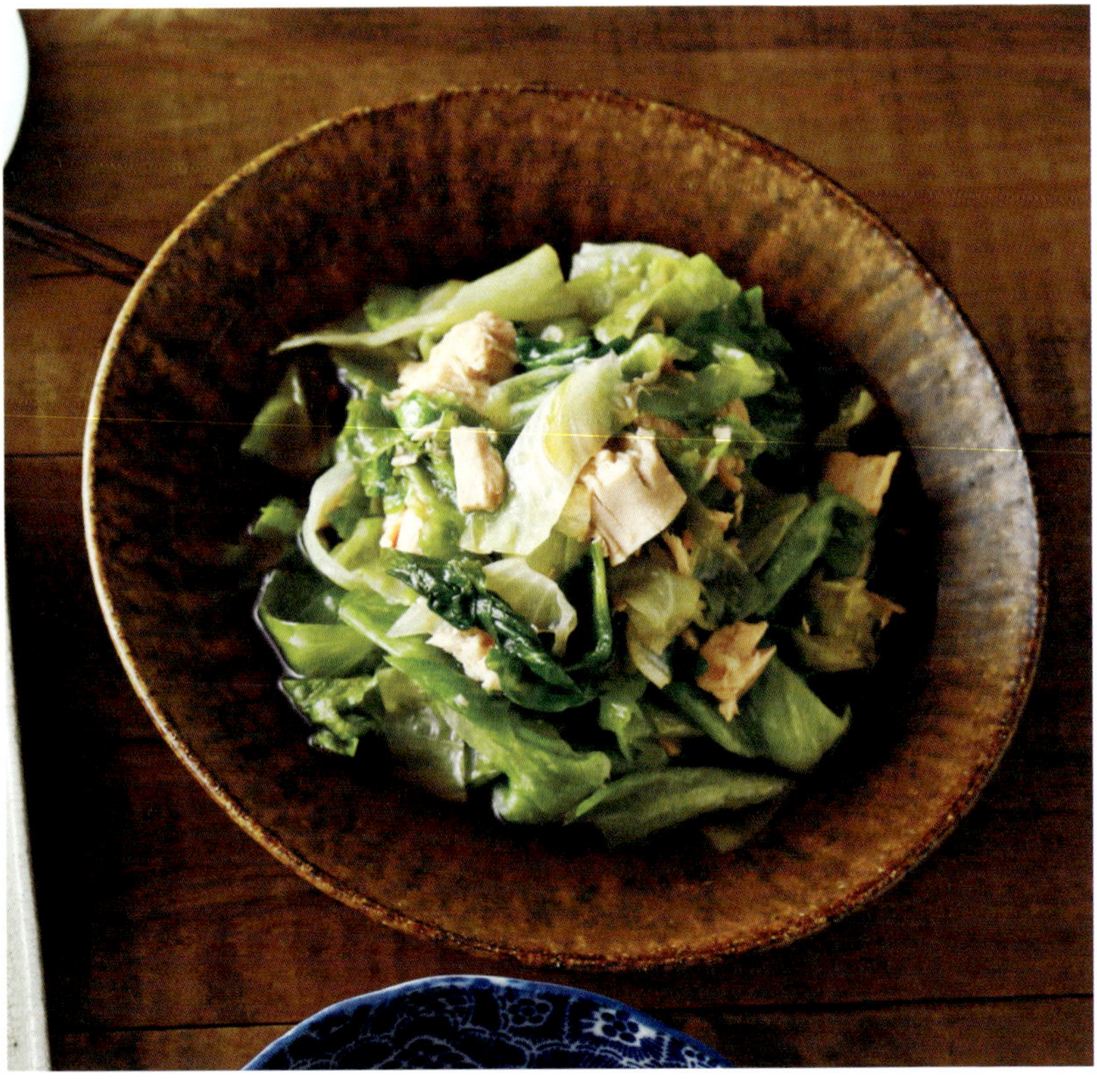

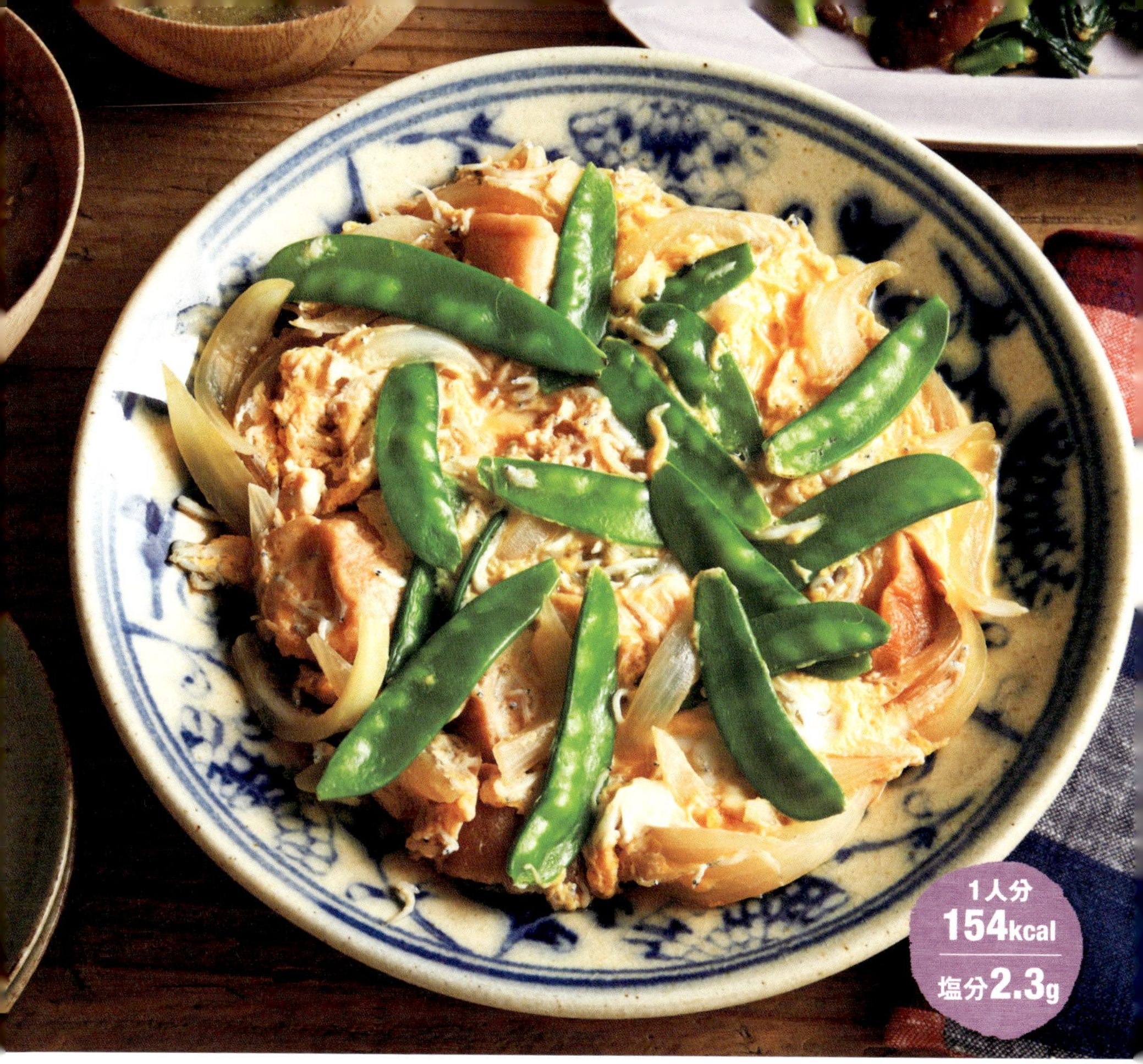

めんつゆベースに新玉ねぎの甘みが際立つ

しらすと絹さやの卵とじ

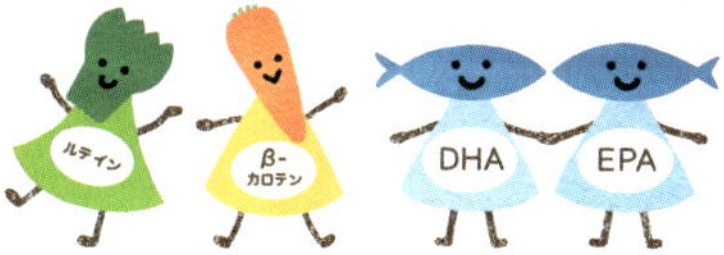

材料（２人分）

絹さや	½パック
新玉ねぎ	½個
卵	２個
めんつゆ（３倍濃縮）	大さじ１
砂糖	小さじ１
水	１カップ
小町麩	８個
しらす干し	50ｇ

作り方

1. 絹さやは筋を取る。新玉ねぎは縦薄切りにする。卵は溶きほぐす。
2. 直径20㎝のフライパンにめんつゆ、砂糖、水を入れて中火にかける。
3. 煮立ったら玉ねぎ、小町麩を入れて約３分煮る。しらす干しを加えてさっと混ぜ、溶き卵を回し入れてひと混ぜする。絹さやを散らしてふたをし、火を止めて約１分おく。

調理：しらいのりこ　撮影：澤木央子

ねぎも入って異なる3つの食感が楽しい

えびとそら豆のかき揚げ

材料（2人分）

そら豆（さやつき）……400g
長ねぎ……½本
むきえび……120g
小麦粉……大さじ１
ころも［小麦粉、冷水各½カップ　溶き卵½個分］
サラダ油、塩……各適量

1人分
601kcal
塩分1.3g

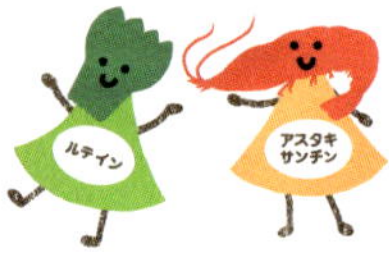

作り方

1. そら豆はさやから出し、薄皮をむく。ねぎは７～８㎜幅に切る。えびは背わたを除く。
2. ボウルに1を入れ、小麦粉をまぶす。ころもの材料を混ぜて加え、さっくりと混ぜる。
3. フライパンに１～２㎝深さの油を中温（約170℃）に熱する。2を⅙量ずつ、へらなどですくって入れる。約１分揚げ、縁が固まってきたら上下を返し、さらに１～２分カラリとするまで揚げる。取り出して油をきり、器に盛って塩を添える。

調理：重信初江　撮影：宗田育子

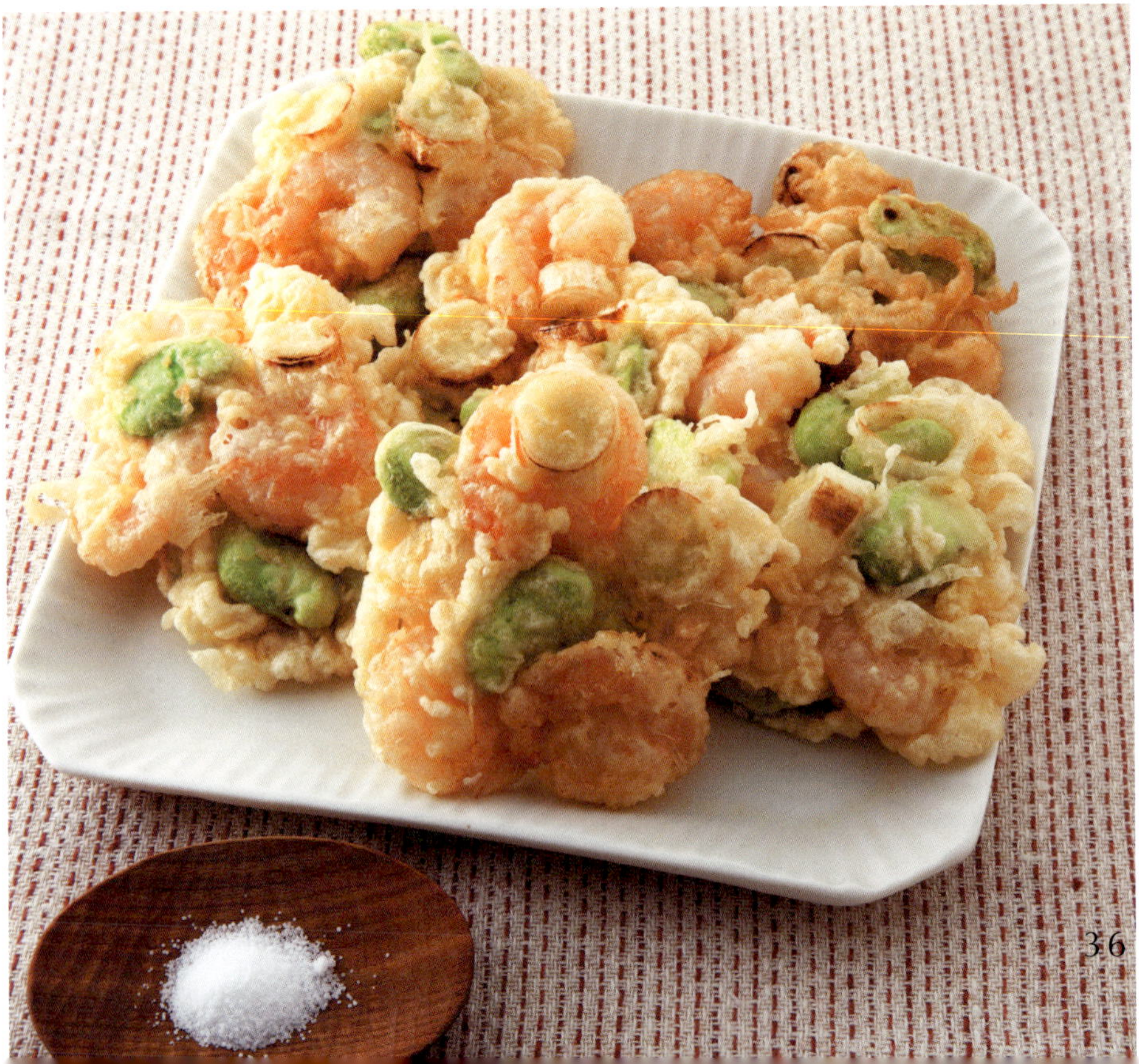

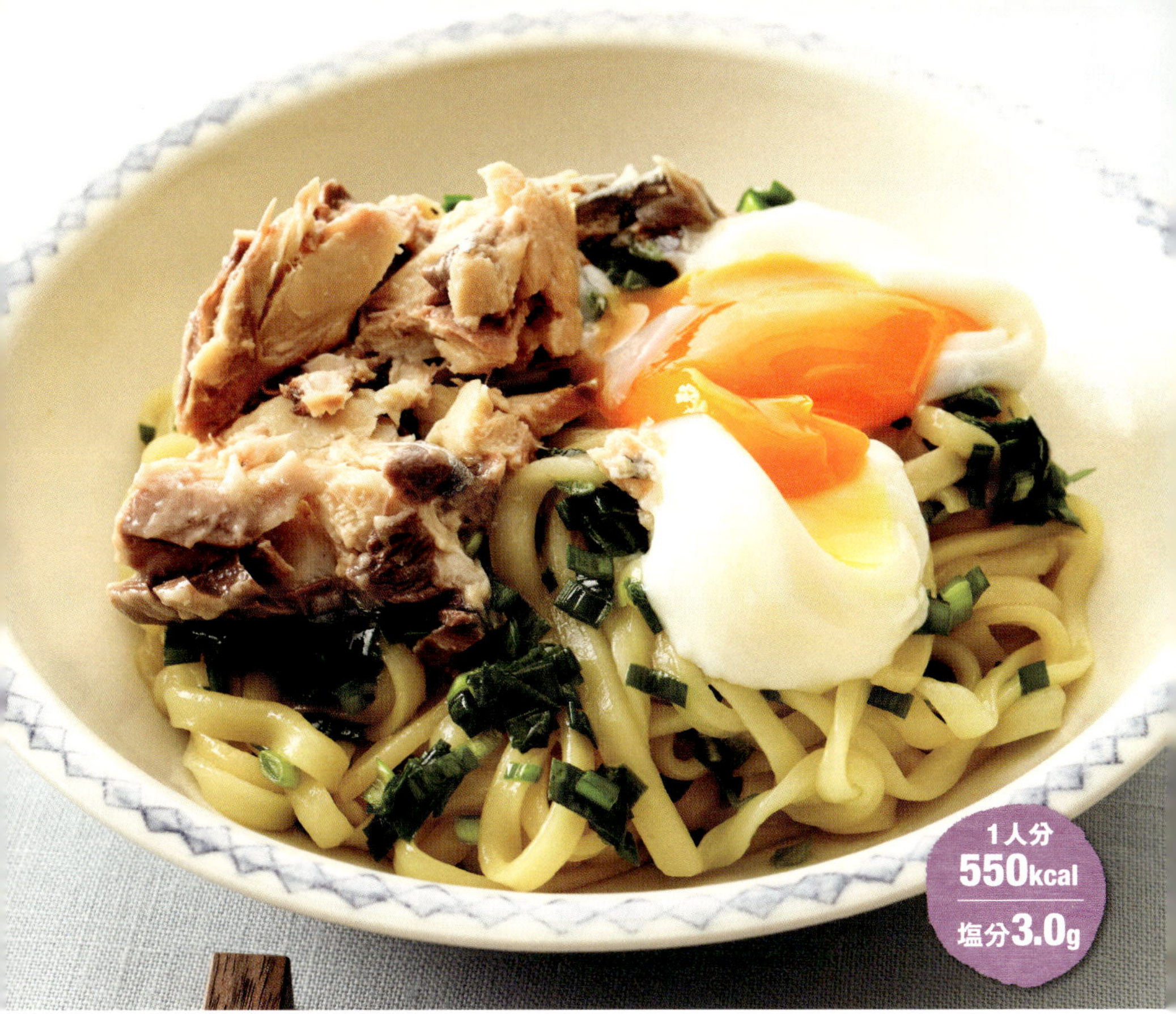

生のにらをもりもり食べられるパワー麺

にらうどん

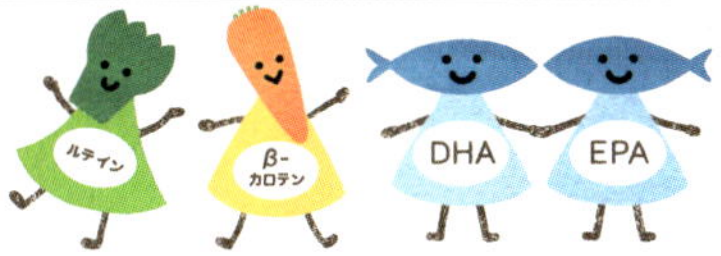

材料（２人分）

冷凍うどん（細麺）……………… ２玉
湯 ……………………… 大さじ２〜３
にら ……………………………… ½わ
合わせ調味料［ごま油、しょうゆ各大さじ１］
さば水煮缶 ………… １缶（約170ｇ）
温泉卵 ……………………………… ２個

作り方

1 冷凍うどんは凍ったまま耐熱ボウルに入れて湯をふりかけ、ラップをかけて電子レンジで約５分30秒加熱する。

2 にらは５〜６㎜幅に切り、大きめのボウルに入れる。

3 1を2のボウルに加えて手早く混ぜる。にらが余熱でしんなりしたら、合わせ調味料を加えて混ぜ合わせ、器に盛る。さばは缶汁をきって粗くほぐし、温泉卵とともにうどんにのせる。

調理：脇 雅世　撮影：鈴木泰介

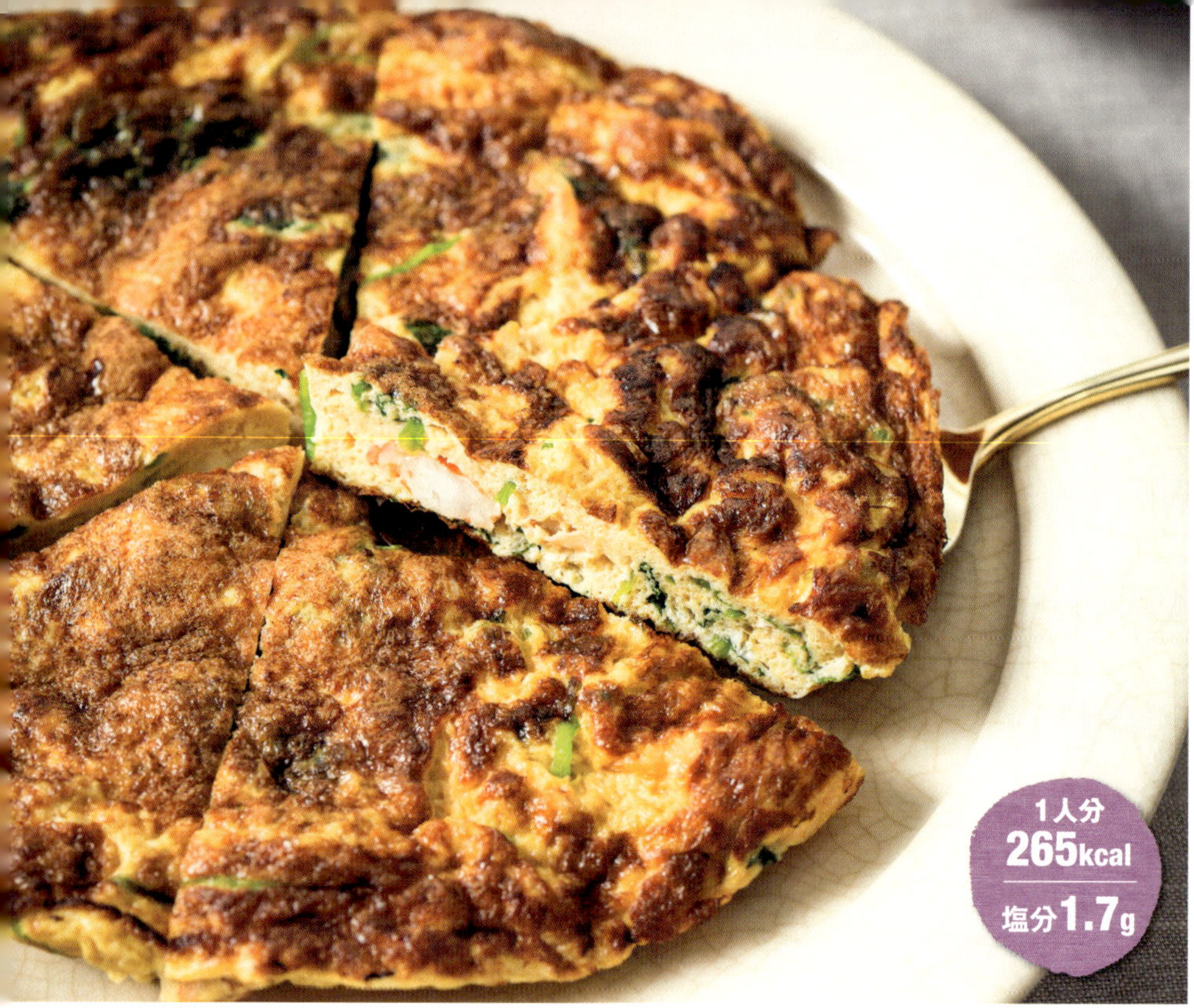

しっかり焼き色をつけて、こうばしさを満喫

えびと三つ葉の中華風オムレツ

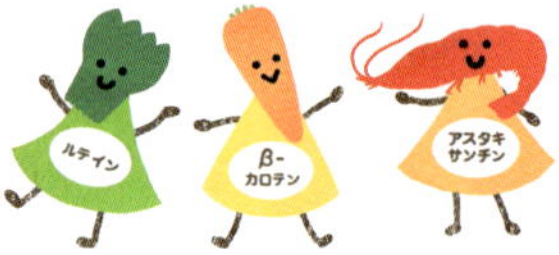

材料（2人分）

むきえび……100ｇ
三つ葉……½束
卵……4個
酒……大さじ1
しょうゆ……小さじ2
塩、こしょう……各少々
ごま油……大さじ1
しょうがのみじん切り……1かけ分

作り方

1 むきえびは背わたを取って洗い、水けをふいて3〜4等分に切る。三つ葉は3㎝長さに切る。

2 ボウルに卵を溶きほぐし、三つ葉、酒、しょうゆ、塩、こしょうを加えて混ぜる。

3 フライパンにごま油を中火で熱し、しょうがのみじん切りを入れ、香りが立つまで炒める。えびを加えて油がまわるまで炒め、2を回し入れて、大きく混ぜながら半熟状になるまで焼く。円く平らになるよう形を整え、ふたをして弱火にし、1〜2分蒸し焼きにして裏返す。再びふたをして1〜2分蒸し焼きにし、食べやすく切る。

調理：新谷友里江　撮影：邑口京一郎

菜の花の上品なほろ苦さがあとを引く

菜の花のじゃこあえ

材料（２人分）

菜の花……………………………１束
水 ……………………………¼カップ
ごま油……………………………大さじ½
塩 ……………………………小さじ¼
ちりめんじゃこ…………………30ｇ

作り方

1 菜の花は長さを半分に切って耐熱ボウルに入れ、水、ごま油、塩を加える。全体をさっと混ぜ、ふんわりとラップをかけて電子レンジで約３分30秒加熱する。

2 菜の花がしんなりしたら取り出してラップをはずし、熱いうちにちりめんじゃこを加えてあえる。

調理：荻野恭子　撮影：豊田朋子

1人分
94kcal
塩分1.7g

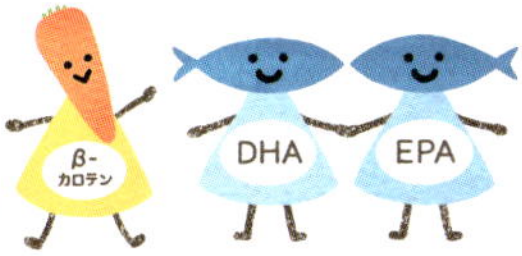

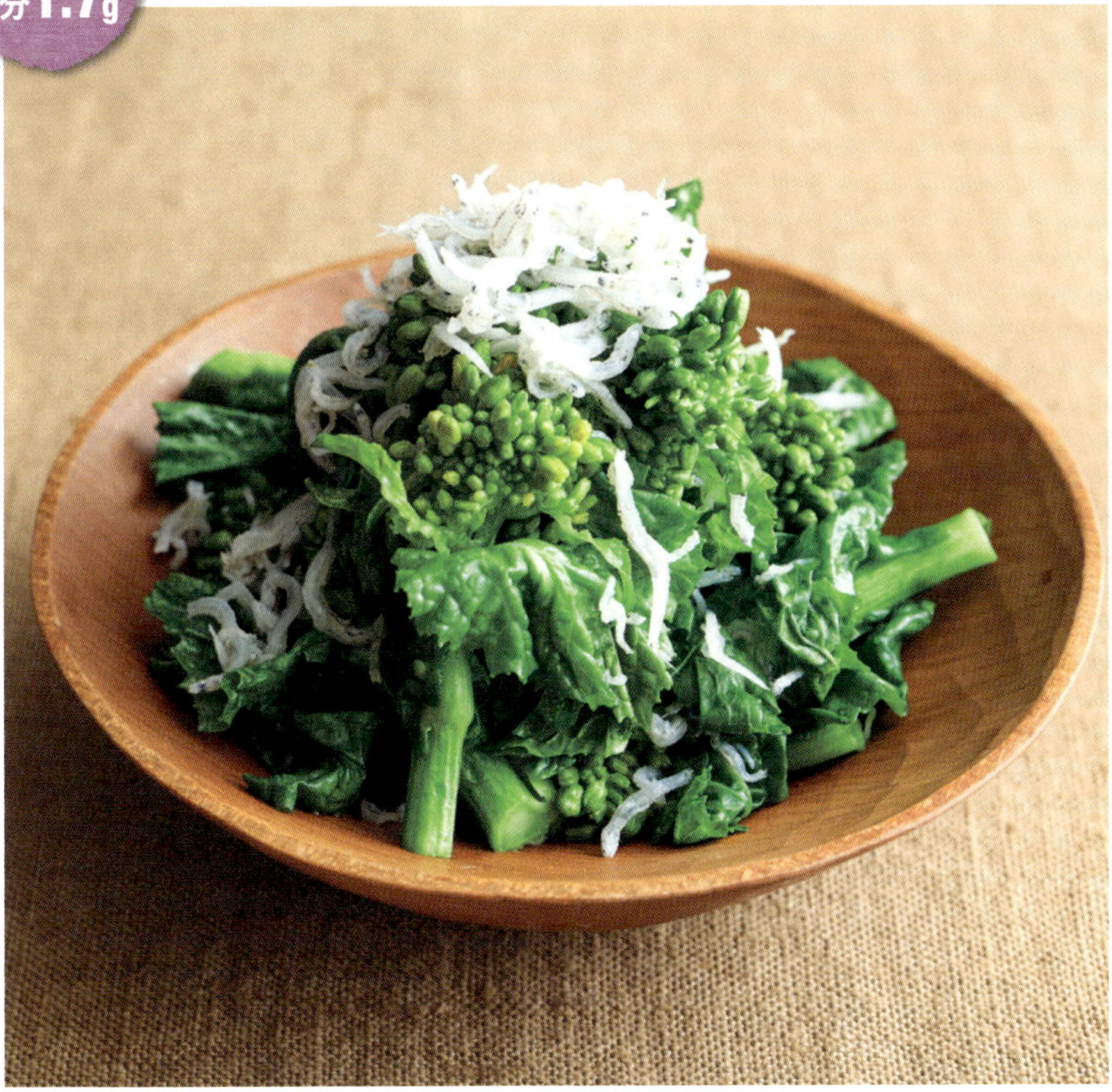

さっぱりドレッシングであえるだけ

クレソンのサラダ

材料(２人分)

クレソン ……………… ２束(約40ｇ)
ツナ缶 ………………… ½缶(約40ｇ)
フレンチドレッシング[酢小さじ２　オリーブ油小さじ１　塩、こしょう各少々]

作り方

❶ クレソンはざく切りにしてボウルに入れ、ツナの缶汁をきって加えて混ぜる。
❷ フレンチドレッシングの材料を混ぜて❶に加え、あえる。

調理：牧野直子　撮影：澤木央子

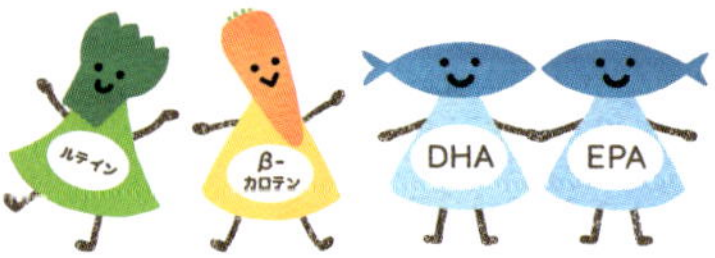

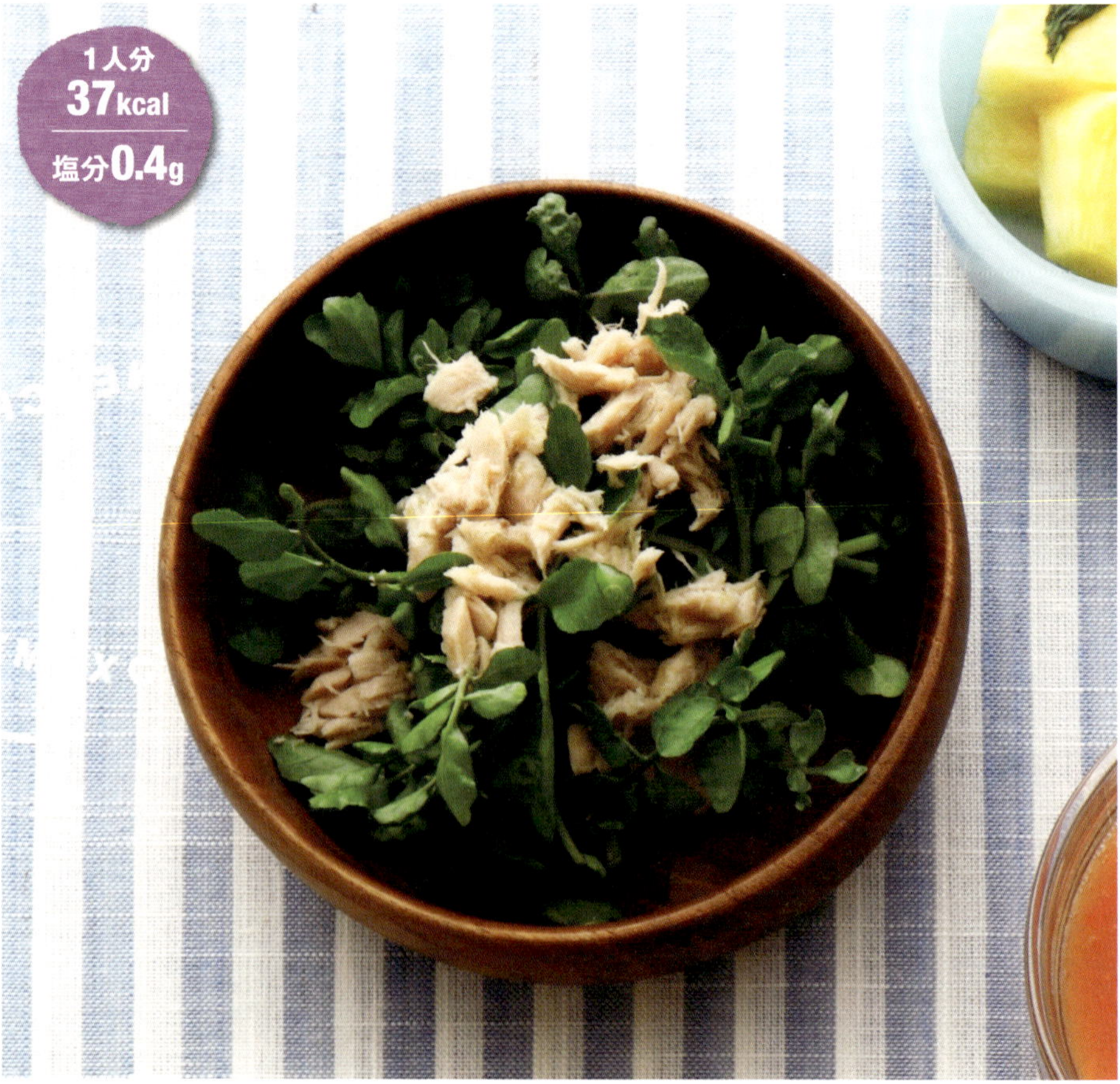

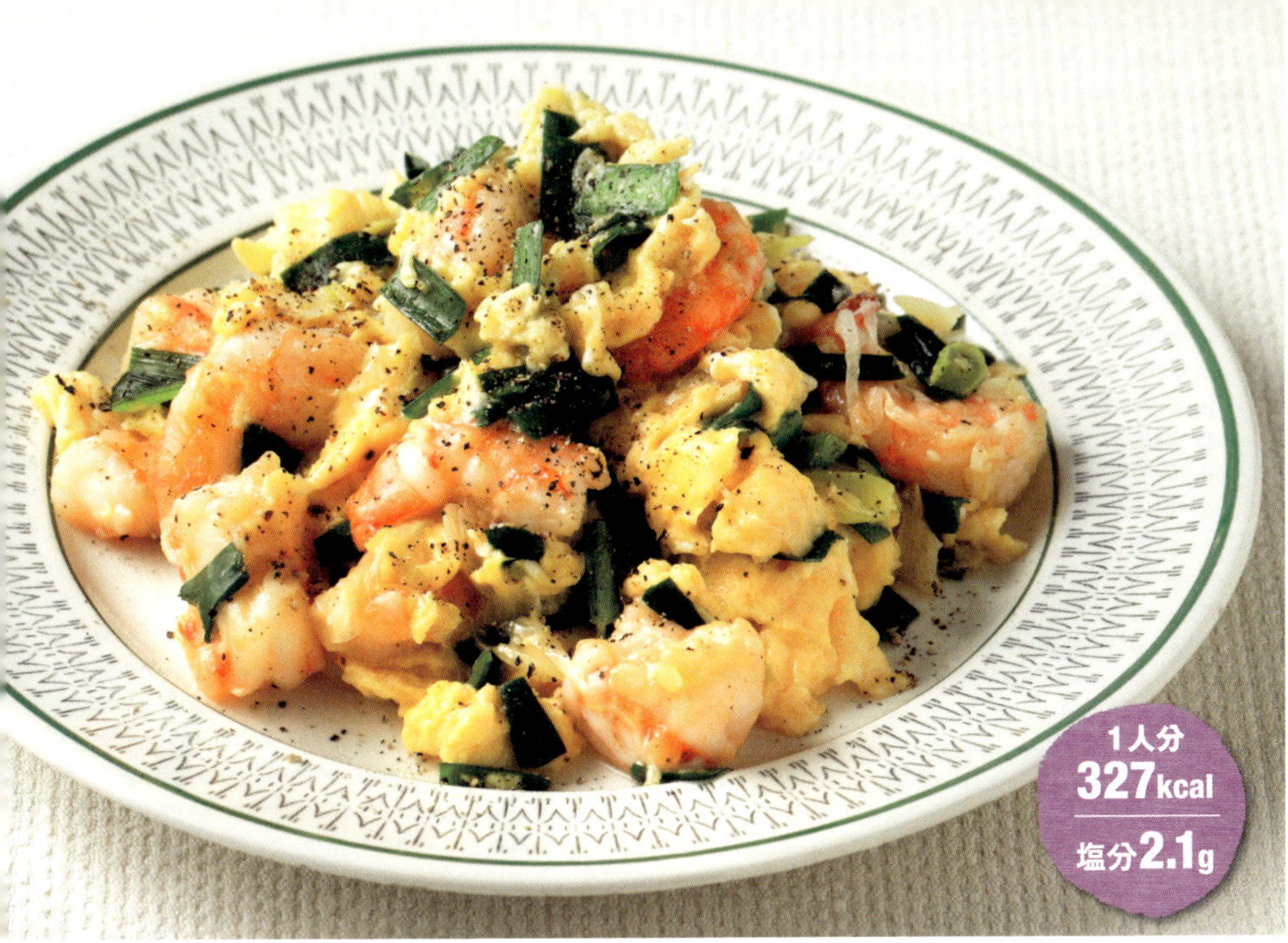

1人分
327kcal
塩分2.1g

プリプリのえびと卵をシンプルな味で

えびとにらの卵炒め

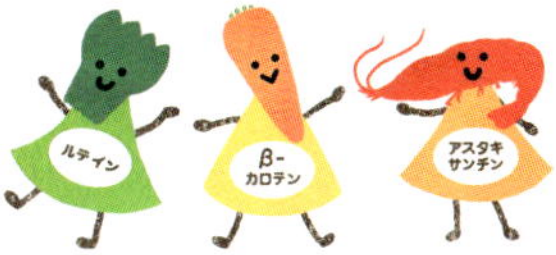

材料（２人分）

にら ………………………………… ½わ
長ねぎ ……………………………… ½本
えび ……………… ５～６尾（約150ｇ）
片栗粉 ……………………………… 適量
塩 …………………………………… 少々
下味［酒、ごま油各小さじ１　塩、こしょう各少々］
サラダ油 ………………… 大さじ１
溶き卵 ……………………… ３個分
ごま油 ……………………… 大さじ１
合わせ調味料［酒大さじ１　片栗粉小さじ½　塩小さじ⅓　水大さじ４］

作り方

❶ にらは3cm長さに切る。ねぎは斜め薄切りにする。えびは殻をむき、背に切り目を入れてあれば背わたを除く。片栗粉少々、塩とともにボウルに入れ、もみ込み、流水で洗う。ペーパータオルで水けをふき、長さを半分に切って下味をつける。片栗粉小さじ２を加えて、もみ込む。

❷ フライパンにサラダ油を強火で熱し、溶き卵を流し入れる。菜箸で大きく混ぜて半熟状になったらいったん取り出す。

❸ フライパンをペーパータオルでさっとふき、ごま油を強火で熱し、ねぎを入れて油がまわったら、えびを加えて炒め合わせる。えびの色が変わったら、にらを加え、しんなりしたら合わせ調味料を加え、とろみが出るまで炒める。❷を戻し入れてさっと炒め合わせ、器に盛る。好みで粗びき黒こしょうをふる。

調理：下条美緒　撮影：安井真喜子

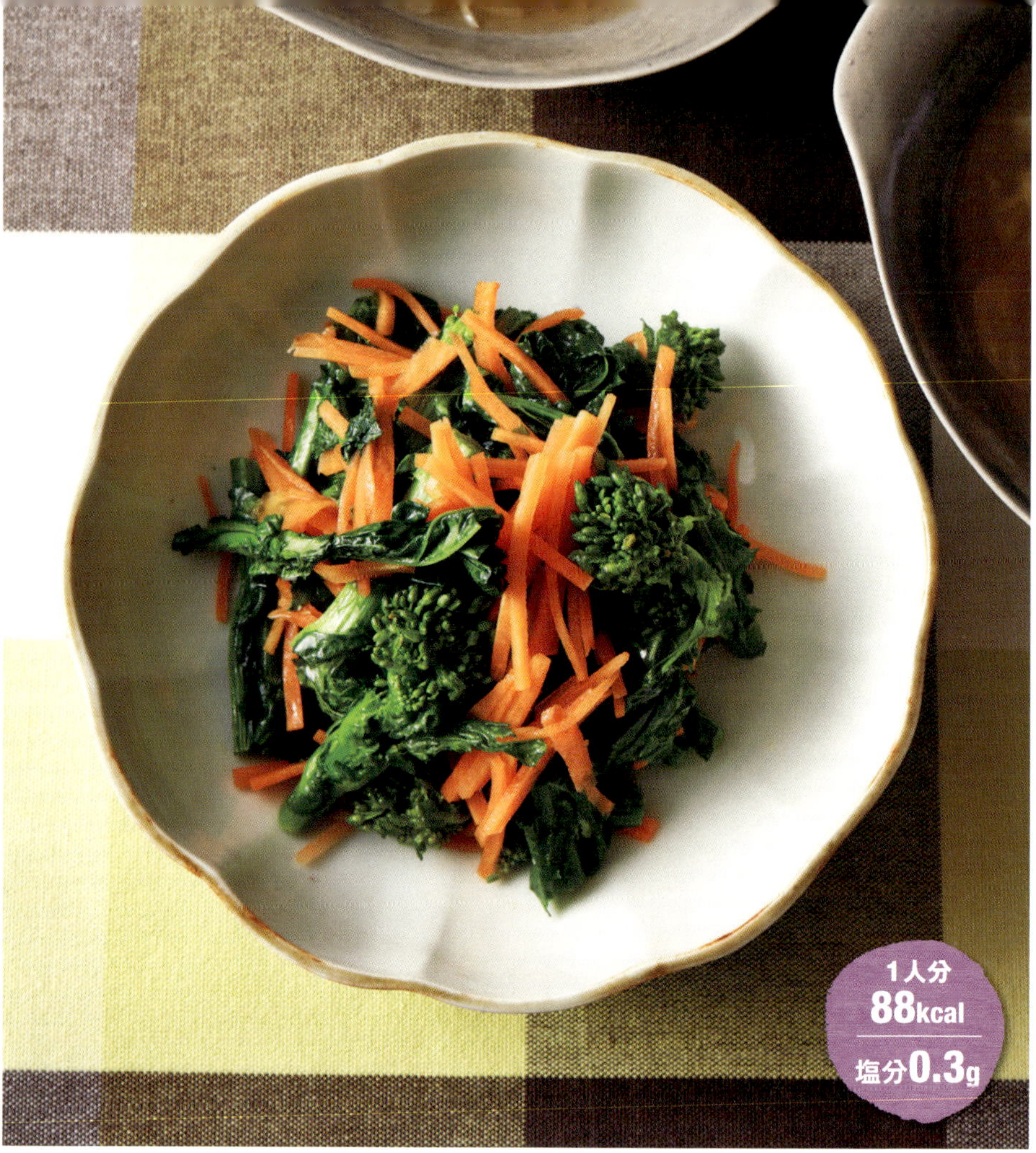

菜の花のほろ苦さがアクセントに

菜の花とにんじんのオイル蒸し

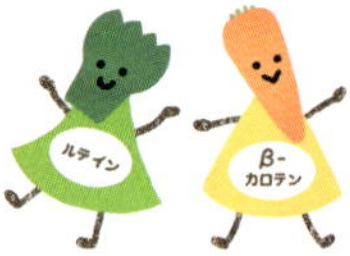

材料（2人分）

菜の花……………………………½束
にんじん…………………………½本
塩…………………………………少々
サラダ油……………………大さじ1

調理：しらいのりこ　撮影：澤木央子

作り方

1 菜の花は長さを3つに切り、にんじんは4㎝長さのせん切りにする。

2 耐熱ボウルに入れ、塩、サラダ油を加えてあえ、ふんわりとラップをかけて電子レンジで約2分加熱する。

まぐろのうまみがにじみ出たつゆが格別

ねぎまうどん

材料（２人分）

長ねぎ……………………………… １本
三つ葉……………………………… ⅓束
まぐろ……………………………… １さく
ごま油……………………………… 小さじ１
煮汁［めんつゆ（３倍濃縮）¾カップ　水３½カップ］
冷凍うどん　……………………… ２玉

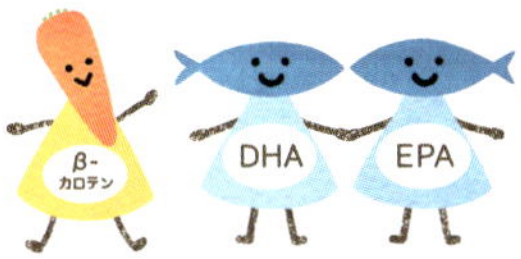

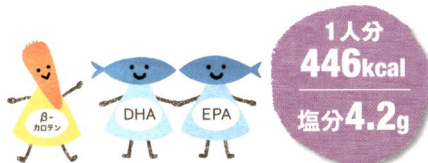

1人分
446kcal
塩分4.2g

作り方

❶ 長ねぎと三つ葉は３㎝長さに切る。まぐろは１㎝幅に切る。

❷ 鍋にごま油を中火で熱し、ねぎを入れて時々転がしながら焼き、こんがりと焼き色をつける。

❸ 煮汁を注ぎ、煮立ったら冷凍うどんを加え、ほぐしながら煮る。ほぐれて再び煮立ったら、まぐろ、三つ葉を加えて火を止める。器に盛り、好みの薬味（ゆずこしょう、白すりごま、練りわさびなど）を添える。

調理：牛尾理恵　撮影：高杉 純

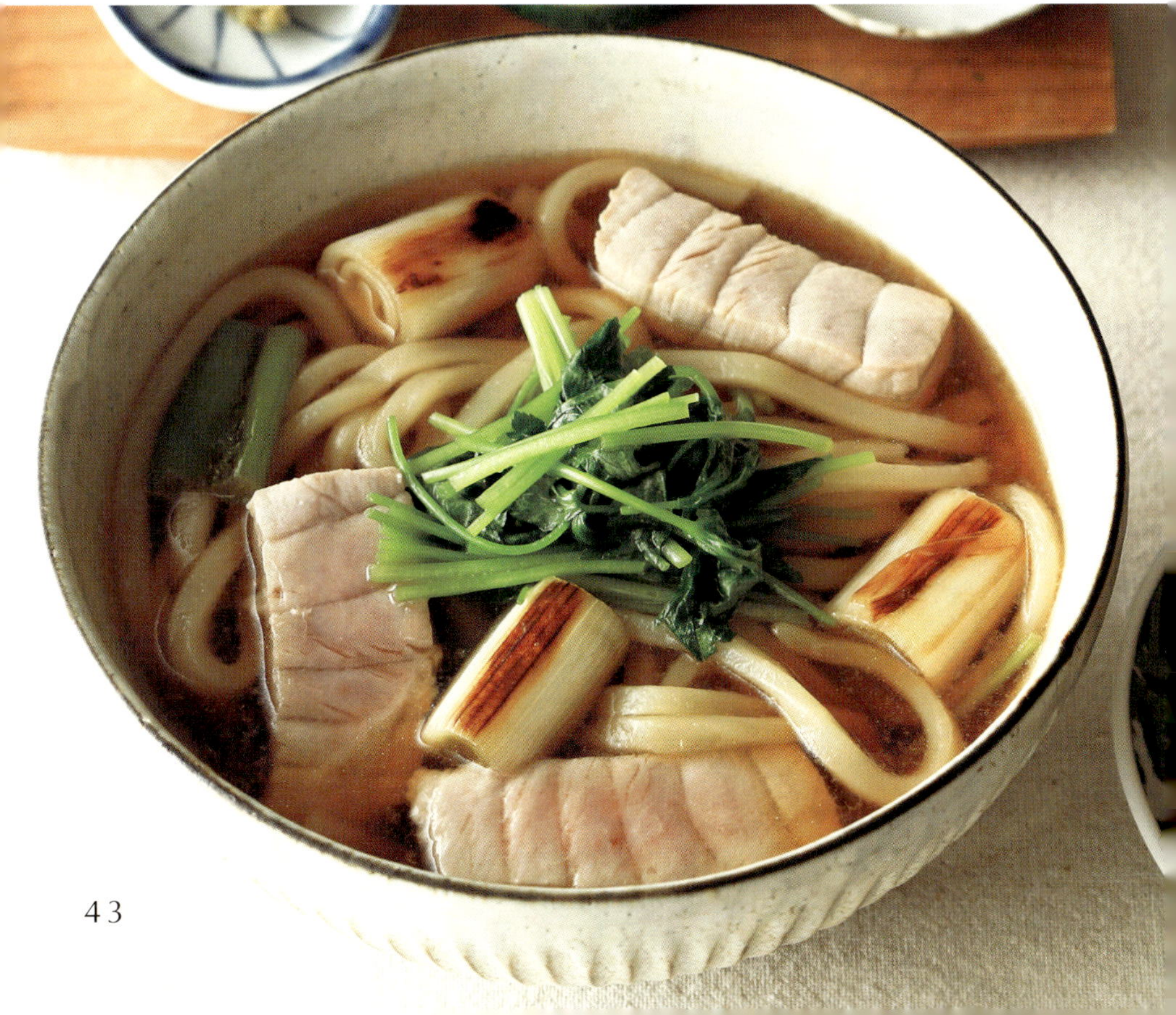

夏

気温が上がって日差しが強い季節。目にも影響が大きい紫外線が気になるときです。抗酸化作用の強い食材で体の中からもケアを。

抗酸化作用の強いルテインを含む、夏の食材を取り入れて

白内障は老化のほか、紫外線が悪化の原因と考えられる病気。サングラスでケアするほか、紫外線による酸化を防ぐ、抗酸化物質を含む食材を積極的にとりたいところ。特に目に効果的なルテインは、ゴーヤー、とうもろこし、枝豆、かぼちゃなどに含まれています。

β-カロテンも抗酸化作用の強い栄養素。かぼちゃや青じそ、モロヘイヤ、ししとう、オクラ、さやいんげん、赤パプリカなど、夏の野菜に豊富です。

涙の成分の質をよくする、ＤＨＡ・ＥＰＡを含む青背の魚も積極的にとりたいですね。夏が旬のあじに豊富に含まれるほか、初夏から出回るかつおなどに含まれています。

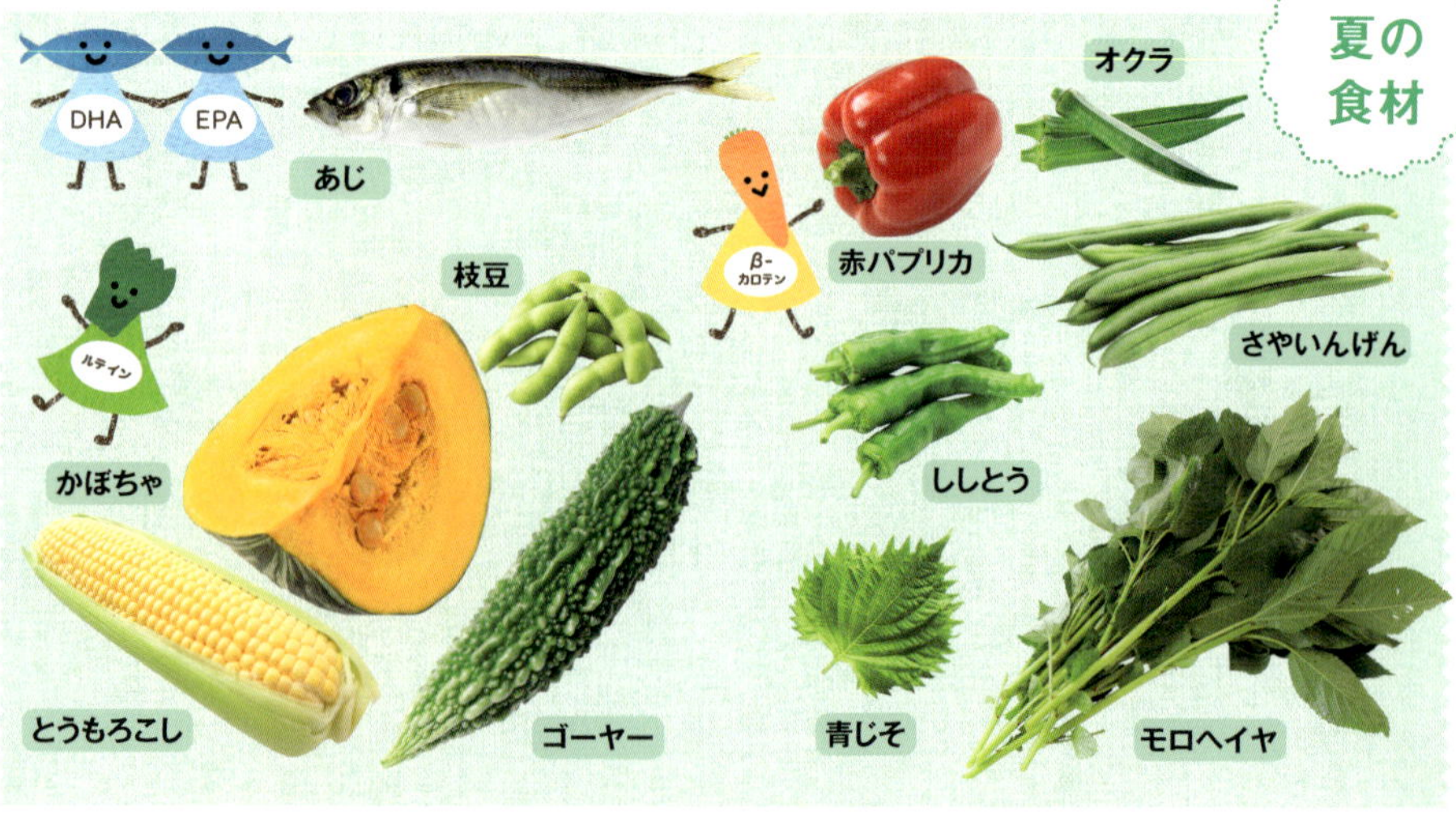

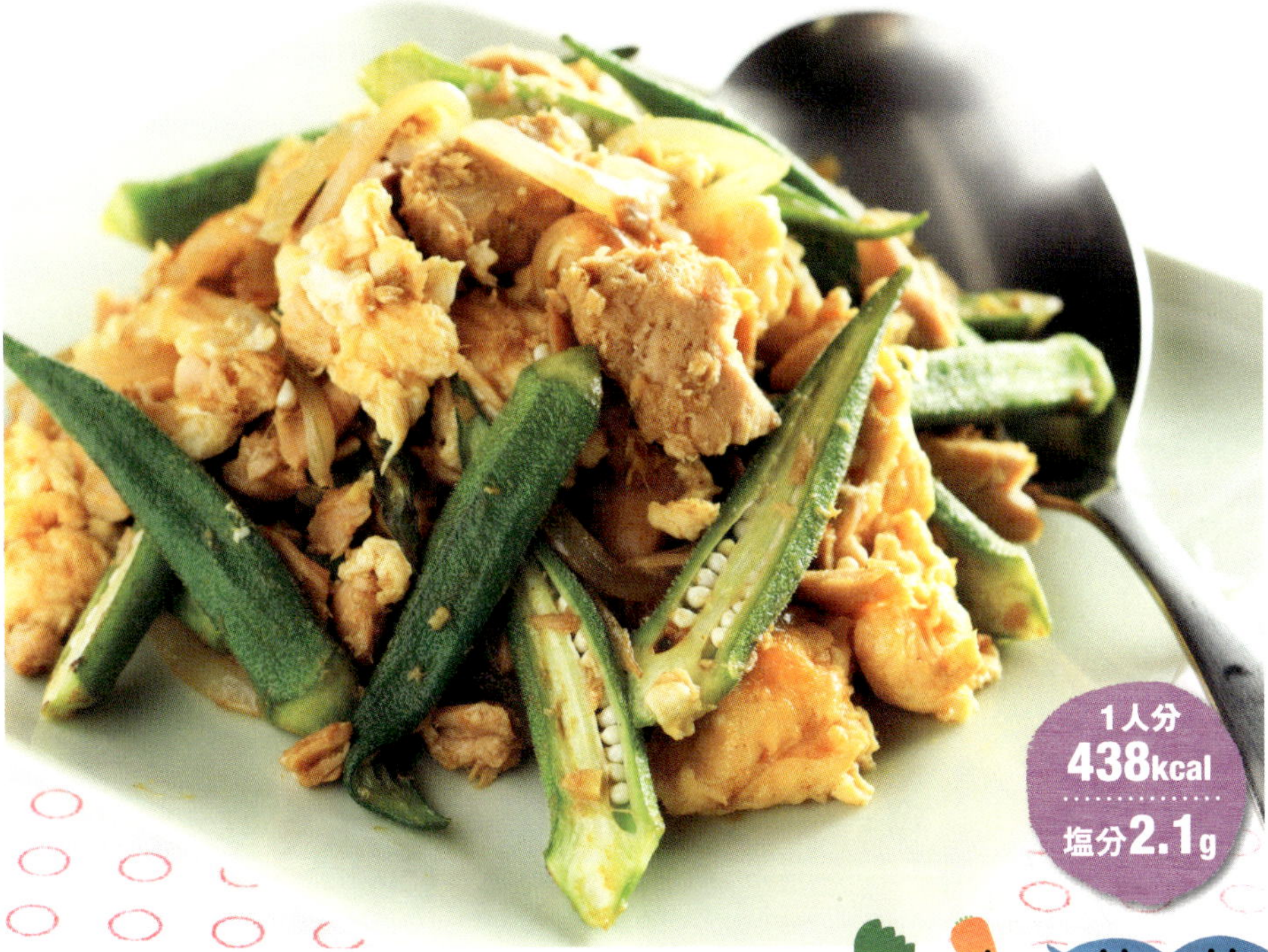

1人分
438kcal
塩分2.1g

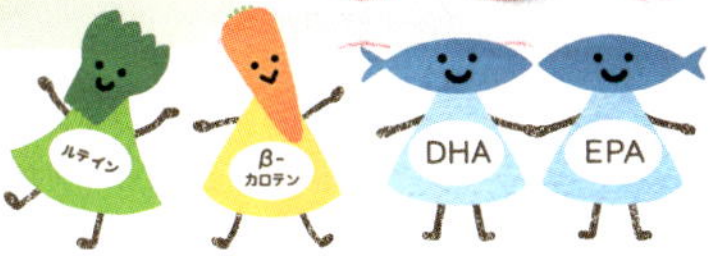

夏にピッタリのカレー味がアクセント

ツナとオクラのカレー卵炒め

材料（2人分）

玉ねぎ	½個
オクラ	10本
卵液（卵2個　塩、こしょう各少々）	
サラダ油	大さじ1½
しょうがのせん切り	½かけ分
ツナ缶	大1缶（約160ｇ）
カレー粉	小さじ1
酒、しょうゆ	各大さじ½
塩、こしょう	各少々

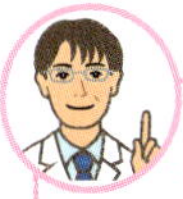

平松先生のプラスαアドバイス

オクラに含まれるβ-カロテンが効果的。ぬめぬめの成分のペクチンは腸にもやさしい。ツナに含まれるDHAやたんぱく質も目に効果的です。

作り方

1 玉ねぎは縦薄切りにする。オクラはがくをそぎ取り、縦半分に切る。卵は溶きほぐし、塩、こしょうを加えて混ぜる。

2 フライパンに油大さじ1を中火で熱し、卵液を流し入れる。周囲が固まってきたら菜箸で大きく混ぜ、半熟状になったらいったん取り出す。

3 フライパンをきれいにして油大さじ½を足して中火で熱し、しょうが、玉ねぎを炒める。玉ねぎがしんなりしたらオクラを加えて炒め、オクラの色が鮮やかになったらツナを缶汁をきって加え、さっと混ぜる。カレー粉、酒、しょうゆの順に加えて混ぜ、2を戻し入れてさっと炒め合わせ、塩、こしょうで調味する。

調理：伊藤朗子　撮影：福岡 拓

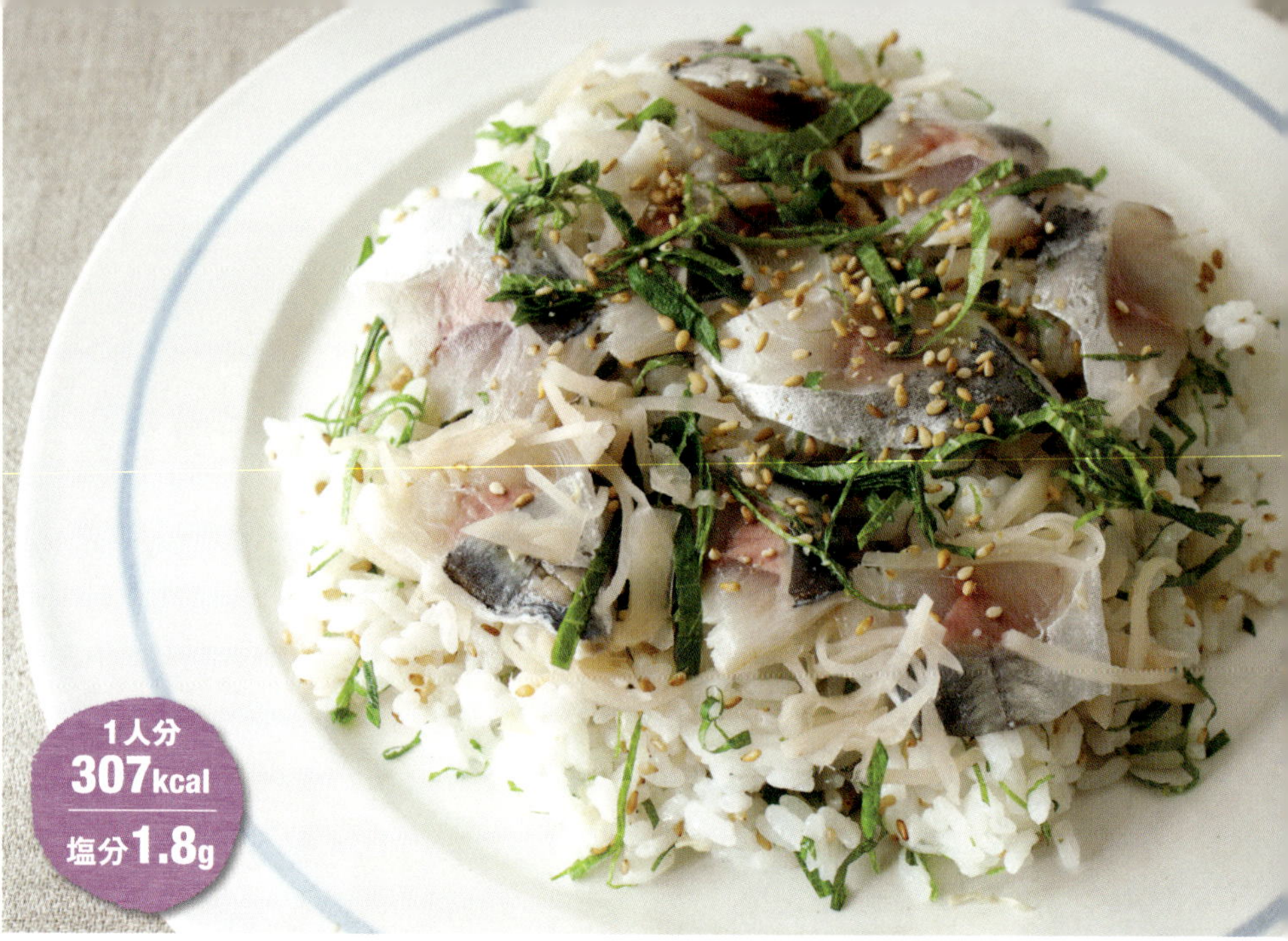

薬味たっぷりで夏らしい

しょうがとあじのちらしずし

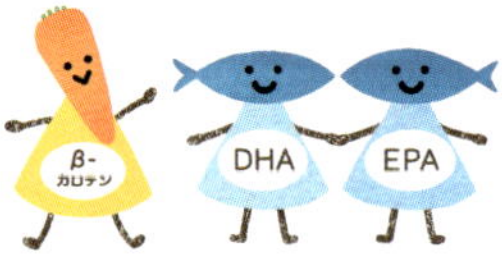

材料（2人分）

あじ（刺し身用・三枚におろしたもの）	1尾分
塩	大さじ1
酢	½カップ
温かいご飯	茶碗2杯分
甘酢しょうが	50ｇ
青じそ	5枚
甘酢しょうがの漬け汁	大さじ2～3
白いりごま	大さじ1

甘酢しょうが

材料と作り方（作りやすい分量）

❶新しょうが約300ｇは包丁の背、またはスプーンで皮をこそげて取り除く。2～3㎜幅の薄切りにし、たっぷりの湯で約30秒ゆで、ざるに上げる。
❷鍋に酢、水各1カップ、きび砂糖（または砂糖）大さじ2、塩小さじ2を入れて火にかける。煮立ったら火を止め、❶を加えて漬ける。
●さめたら清潔な保存容器に移して冷蔵庫に入れ、一晩おく。冷蔵庫で約3カ月保存可能。

作り方

1 あじは塩を全体にまぶして冷蔵庫に入れ、約1時間おく。流水でさっと流してペーパータオルでふき、バットに並べ、酢を加える。冷蔵庫に入れ、約1時間おく。酢を捨て、あじの皮と小骨を除く。

2 ご飯をボウルに入れる。甘酢しょうが、しそをせん切りにして加え、甘酢しょうがの漬け汁、白いりごまも加えて混ぜる。

3 器に2を盛り、1を食べやすい大きさに切って盛り合わせる。好みでさらに、甘酢しょうが、青じそをせん切りにしてあじの上にのせ、白いりごまをふる。

調理：ワタナベマキ　撮影：白根正治

さめるほどに味がなじんでおいしい

いんげんとかぼちゃのマリネ

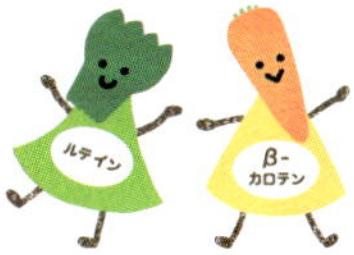

材料（２人分）

さやいんげん ……… ½パック（約60ｇ）
かぼちゃ …………………………… ⅛個
水 ………………………………… 大さじ１
オリーブ油 ……………………… 大さじ２
酢 ………………………………… 大さじ１
塩 ………………………………… 小さじ½
こしょう ………………………… 少々

作り方

❶ さやいんげんは長さを３等分に切る。かぼちゃは１㎝厚さ、３㎝幅に切る。

❷ 耐熱ボウルに入れて水をふり、ふんわりとラップをかけて電子レンジで約３分加熱する。水けをきり、オリーブ油、酢、塩、こしょうを加えて混ぜ、味をなじませる。

1人分
201kcal
塩分1.5g

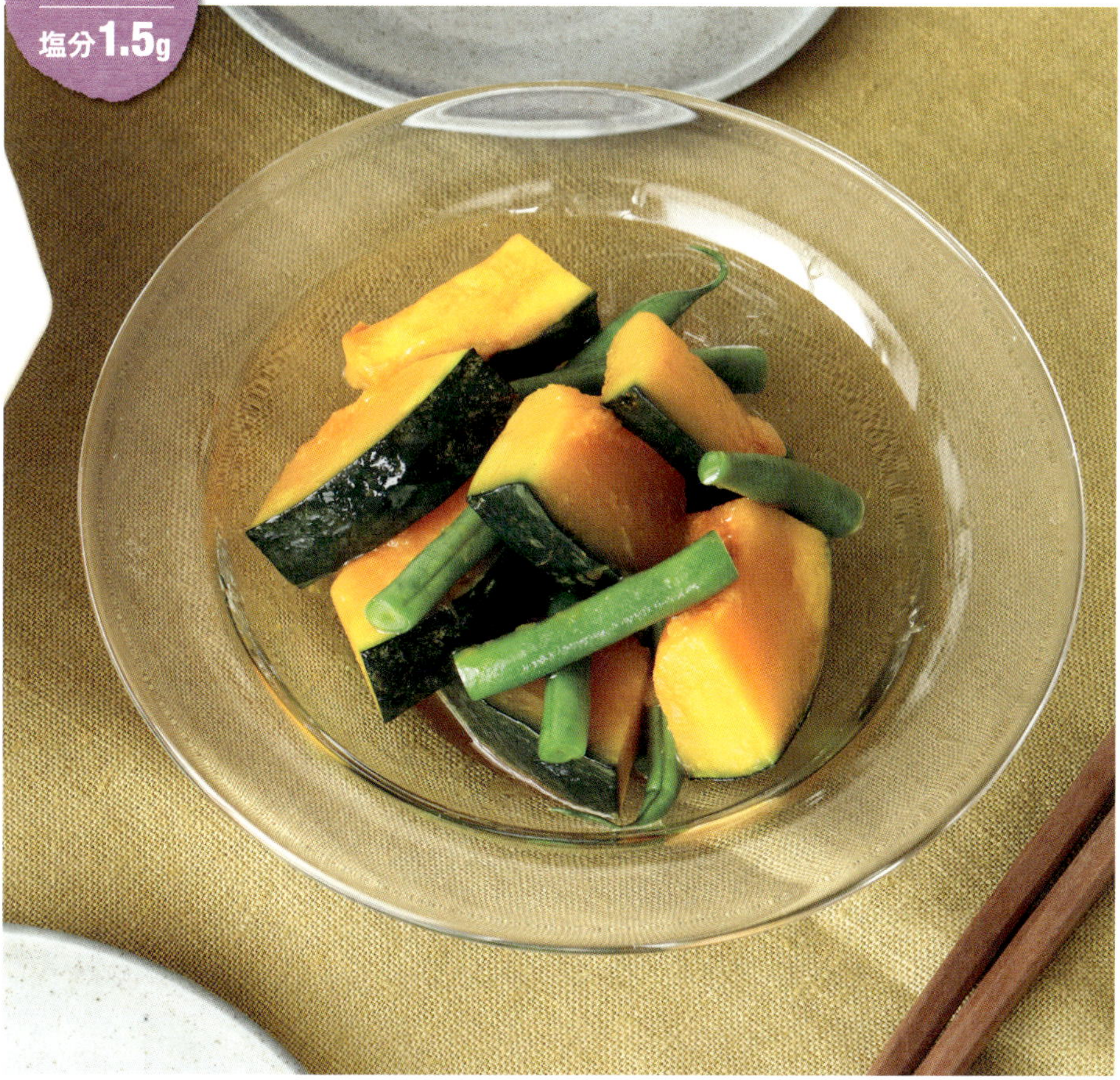

調理：井原裕子　撮影：木村 拓

こんがり焼いたえびと野菜の風味が合う

えびといんげんのおかずサラダ

材料（２人分）

じゃがいも	１個
さやいんげん	50ｇ
レタス	大２枚
ゆで卵	１個
えび	小10尾
オリーブ油	大さじ１
塩、こしょう	各少々
水	大さじ１

ドレッシング［マヨネーズ大さじ３　粒マスタード小さじ１　塩、こしょう各少々　水大さじ½］

作り方

❶ じゃがいもはよく洗い、皮つきのままラップで包んで電子レンジで約２分加熱する。上下を返して約１分加熱し、粗熱をとって一口大に切る。

❷ いんげんは３〜４㎝長さに切り、レタスは大きめの一口大にちぎる。ゆで卵は縦６等分に切る。えびは尾を残して殻をむき、背に切り目を入れて背わたを除く。

❸ フライパンにオリーブ油を中火で熱し、❶を約２分炒めていったん取り出す。続けていんげんを約１分炒め、えびを加えて炒め、色が変わったら塩、こしょう、水をふり入れ、いんげんに火が通るまで蒸し焼きにする。じゃがいもを戻し入れ、さっと炒め合わせる。

❹ 器にレタスを敷いて❸、ゆで卵を盛り合わせ、ドレッシングの材料を混ぜてかける。

調理：重信初江　撮影：竹内章雄

1人分
271kcal
塩分1.2g

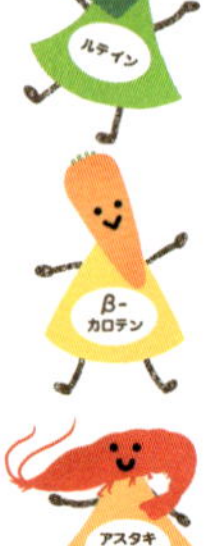

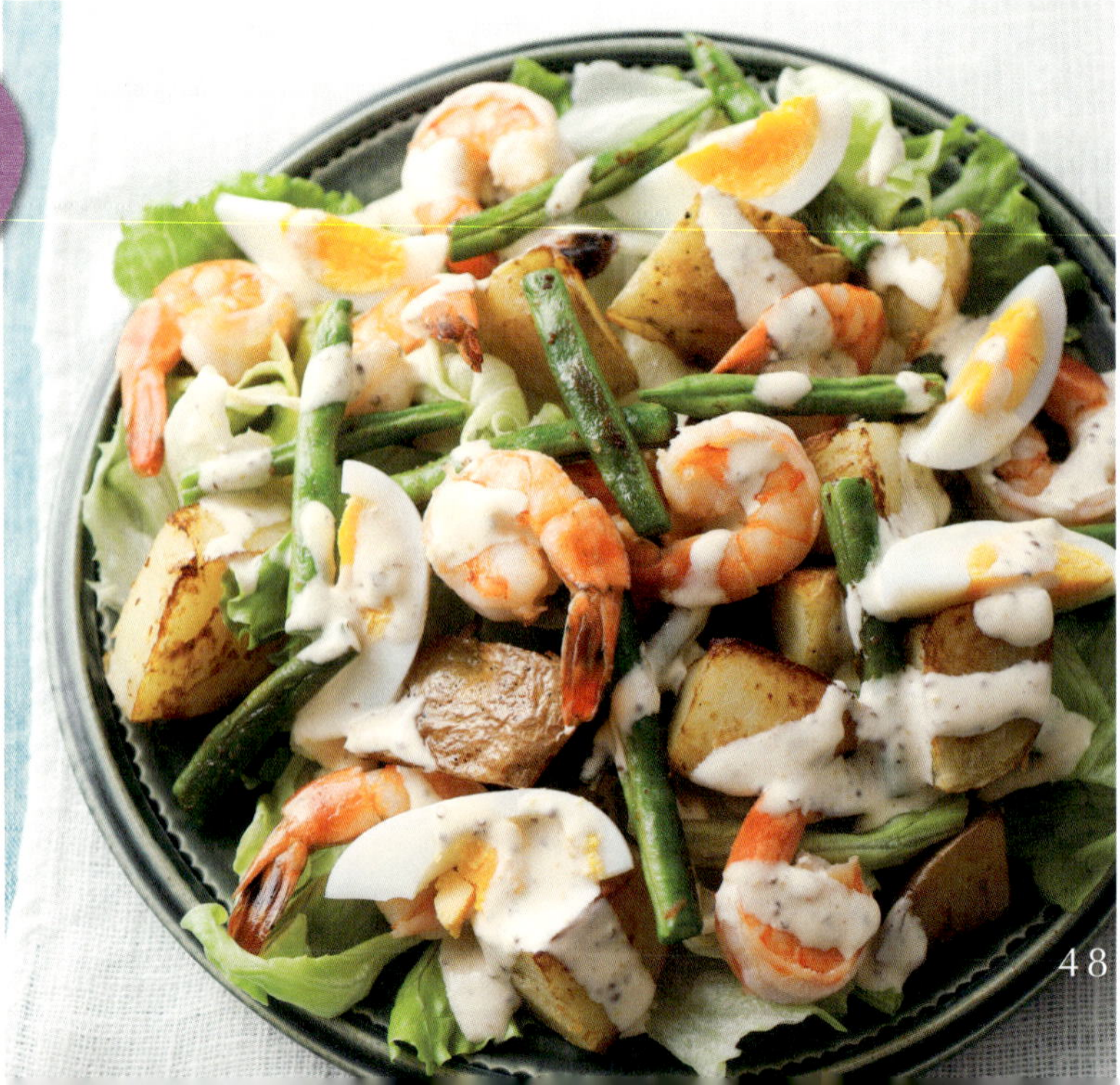

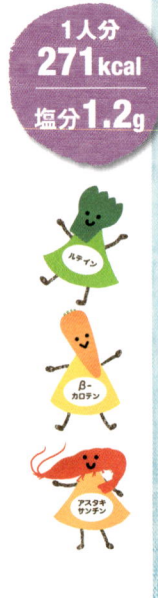

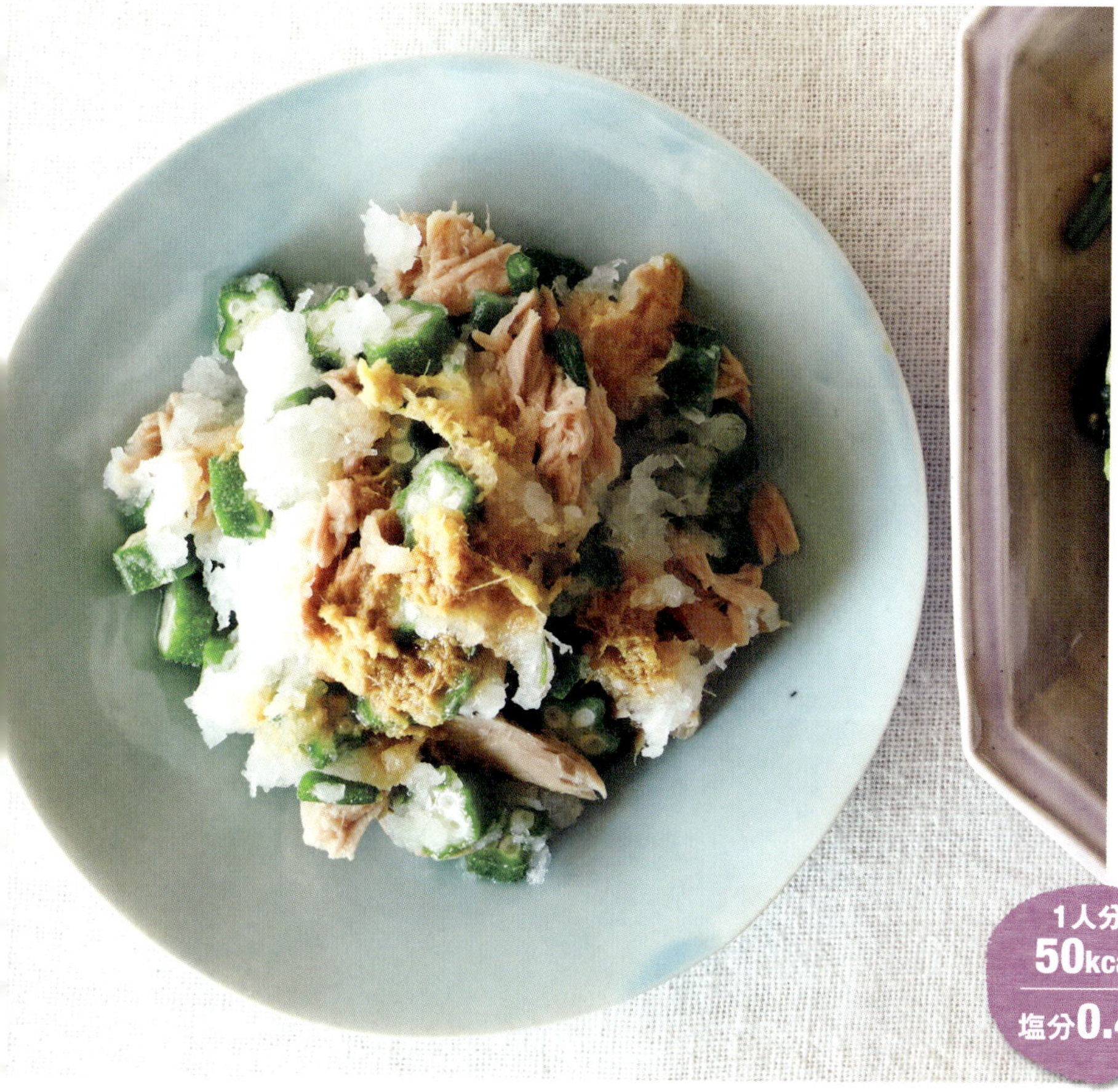

1人分
50kcal
塩分0.4g

しょうがの辛みがアクセントに

オクラとツナのおろしあえ

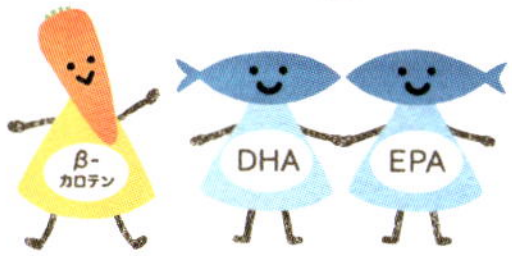

材料（2人分）

オクラ……………………8本（約60ｇ）
塩 ……………………………少々
ツナ缶（ノンオイル）…小1缶（約70ｇ）
大根おろし ……………………150ｇ
ジンジャーからしポン酢［おろししょうが¼かけ分　ポン酢じょうゆ大さじ½　練りがらし小さじ⅛］

作り方

1 オクラに塩をふり、まな板にこすりつけながらうぶ毛を取る。熱湯にオクラを入れ、約2分30秒ゆでる。冷水にとって水けをきり、5～6㎜幅の小口切りにする。ツナは缶汁をきる。大根おろしは汁けをきる。

2 ボウルに1を入れてざっくりとあえ、器に盛る。ジンジャーからしポン酢の材料を混ぜてかける。

調理：市瀬悦子　撮影：福尾美雪

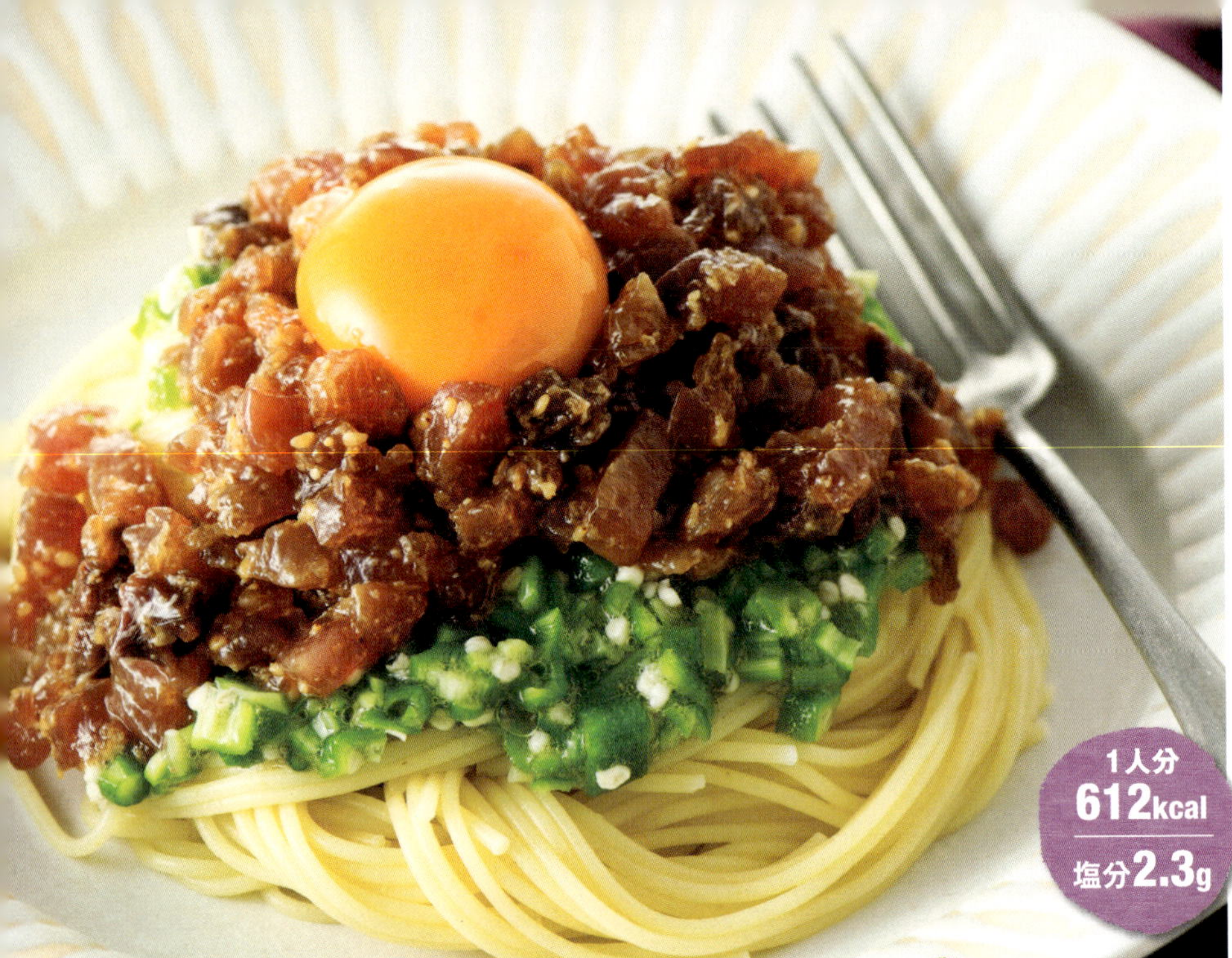

1人分
612kcal
塩分2.3g

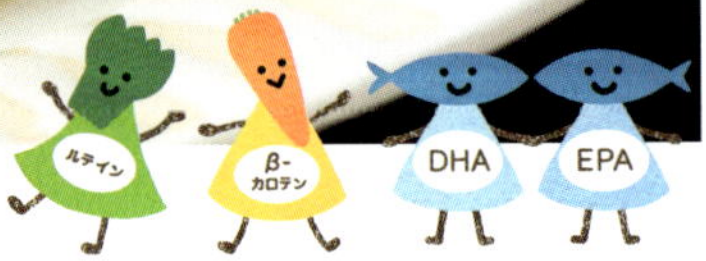

かつおとオクラで冷製パスタに

かつおの冷製スパゲッティ オクラソース

材料（2人分）

かつお（刺し身用）‥‥ 1節（約200ｇ）
下味［おろしにんにく少々　白すりごま大さじ1　しょうゆ、ごま油各大さじ½］
塩‥‥‥‥‥‥‥‥‥‥‥‥ 大さじ1½
オクラ‥‥‥‥‥‥‥‥‥‥‥‥ 8本
スパゲッティ‥‥‥‥‥‥‥‥‥160ｇ
昆布茶‥‥‥‥‥‥‥‥‥‥‥ 小さじ1
卵黄‥‥‥‥‥‥‥‥‥‥‥‥ 2個分

作り方

❶ かつおは5㎜角に切ってボウルに入れ、下味を加えてあえ、冷蔵庫で10分以上冷やす。

❷ 1.5ℓの熱湯（分量外）に塩を加え、オクラを入れて約1分ゆでて冷水にとり、水けをきる。ゆで汁大さじ4をとりおく。続けて鍋にスパゲッティを加え、袋の表示より約1分長くゆで始める。

❸ オクラのがくをむき、粗みじん切りにして別のボウルに入れる。❷でとりおいたゆで汁、昆布茶を加えてよく混ぜ、ソースを作る。スパゲッティがゆで上がったら冷水（分量外）につけて冷やし、水けをしっかりきって器に盛る。ソースをかけ、❶を盛り、卵黄をのせる。

調理：中村陽子　撮影：千葉 充

梅干しの種を入れて煮て、風味を移して

モロヘイヤのお吸いもの

材料（２人分）

モロヘイヤ	½袋
梅干し	大１個（約15ｇ）
サラダ油	小さじ½
だし汁	１½カップ
酒	大さじ１
しょうゆ	小さじ½

１人分
27kcal
塩分1.3g

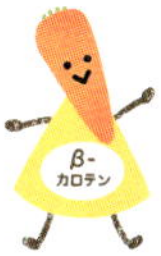

作り方

❶ モロヘイヤはみじん切りにする。梅干しは果肉をちぎり、種はとりおく。

❷ 鍋に油を中火で熱し、モロヘイヤをさっと炒める。だし汁、酒、❶の梅干しの種を加えて煮る。ひと煮立ちしたら、しょうゆを加えて火を止める。種を除いて器に盛り、梅干しの果肉をのせて潰しながら食べる。

調理：伊藤朗子　撮影：千葉 充

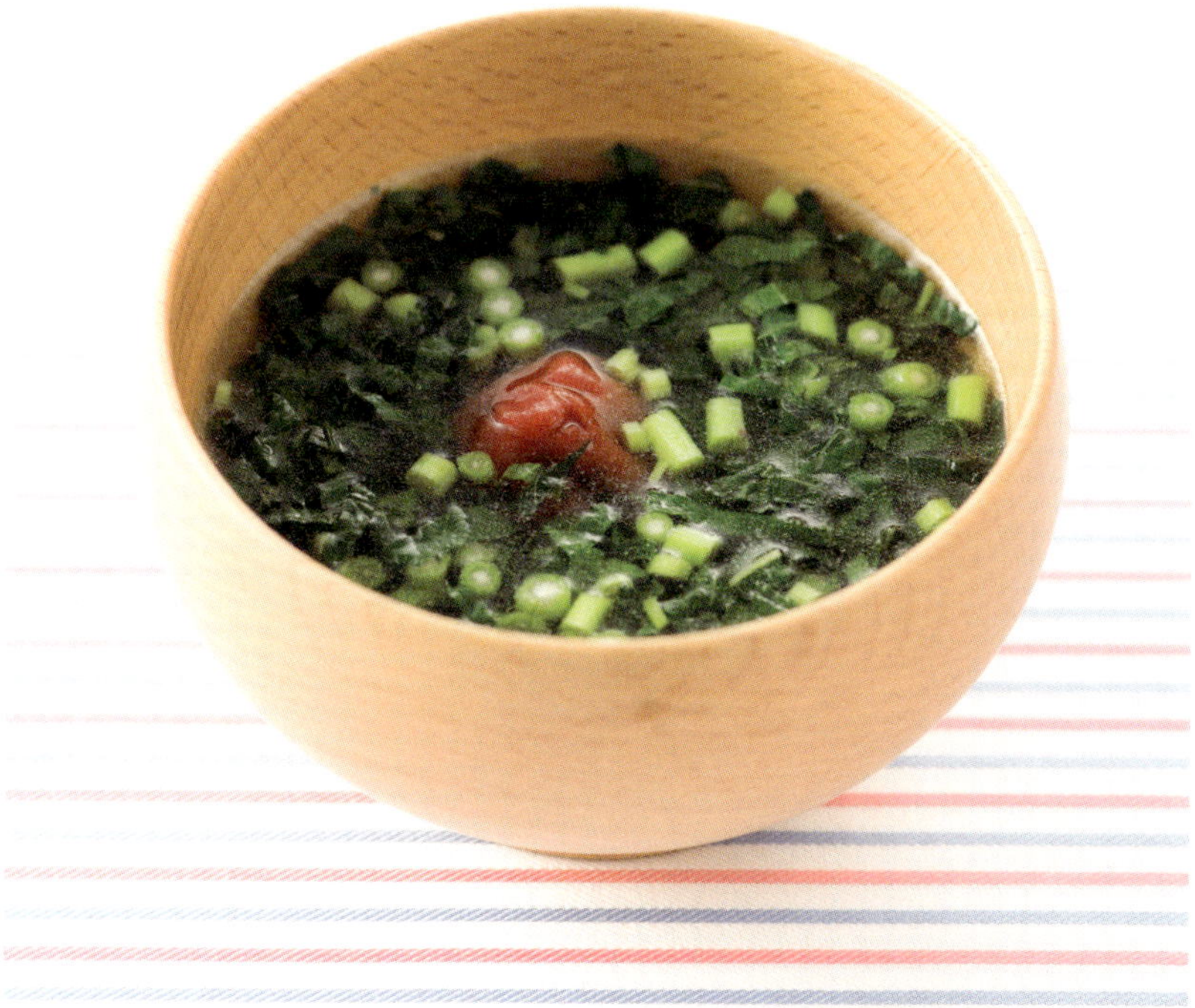

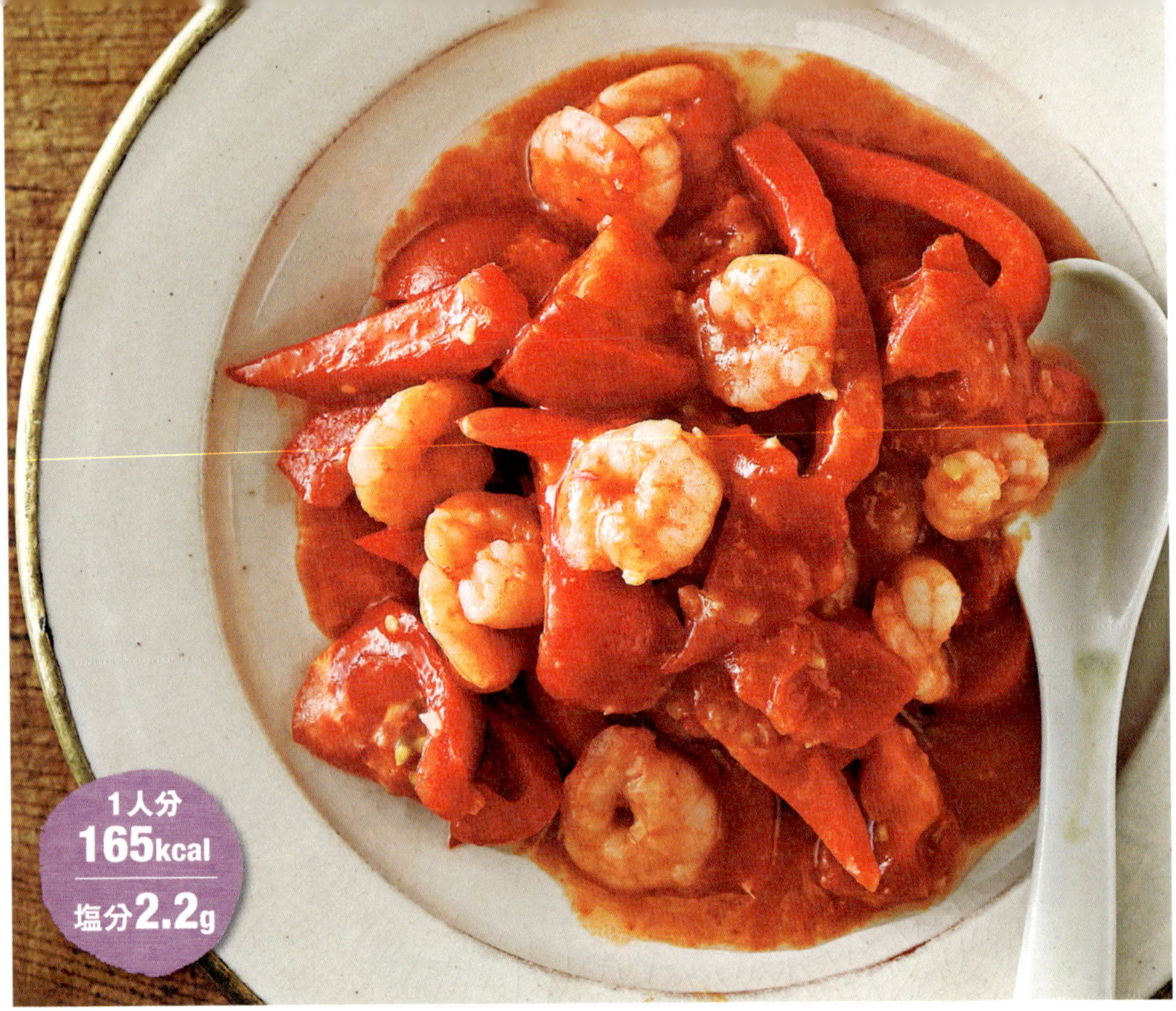

火を通したトマトがソースになって美味

むきえびと赤パプリカのトマトチリ

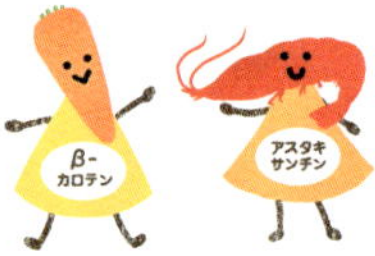

材料（２人分）

赤パプリカ	½個
トマト	１個
むきえび	200ｇ
塩	適量
こしょう	少々
片栗粉	適量
サラダ油	小さじ１
にんにくのみじん切り	½片分
しょうがのみじん切り	½かけ分
豆板醤	小さじ¼

合わせ調味料［トマトケチャップ大さじ１　砂糖小さじ２　しょうゆ小さじ１］

調理：堤 人美　撮影：高杉 純

作り方

1. 赤パプリカは細長い乱切りにし、トマトは一口大に切る。むきえびは背わたを除いて塩少々をふり、軽くもんで洗う。水けをきって塩小さじ¼、こしょうをふり、片栗粉を薄くまぶす。
2. フライパンに油を中火で熱し、えびをさっと炒める。色が変わったら端に寄せ、にんにくのみじん切り、しょうがのみじん切り、豆板醤を加え、弱火にして炒める。香りが立ったらパプリカ、トマトを加えて中火にし、トマトの皮がめくれるまで約２分炒める。
3. 合わせ調味料を加え、全体にからめる。

子どもにも人気のバターじょうゆ味

ツナコーン炒め

材料（２人分）

とうもろこし ………………… １本
バター ……………………… 10ｇ
ツナ缶 ……………… 小１缶（約70ｇ）
水 ……………………… 大さじ２～３
しょうゆ ………………… 小さじ１
粗びき黒こしょう ……………… 少々

1人分
190kcal
塩分 0.8g

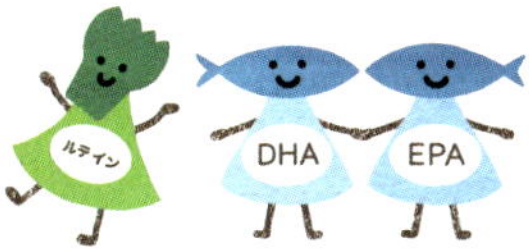

作り方

1. とうもろこしは生のまま実をはずす。
2. フライパンにバターを中火で溶かし、とうもろこしを炒める。水を加え、しんなりするまで炒めたら、ツナを缶汁をきって加えてさっと炒め合わせる。しょうゆを加えて調味し、器に盛ってこしょうをふる。

調理：みないきぬこ　撮影：三村健二

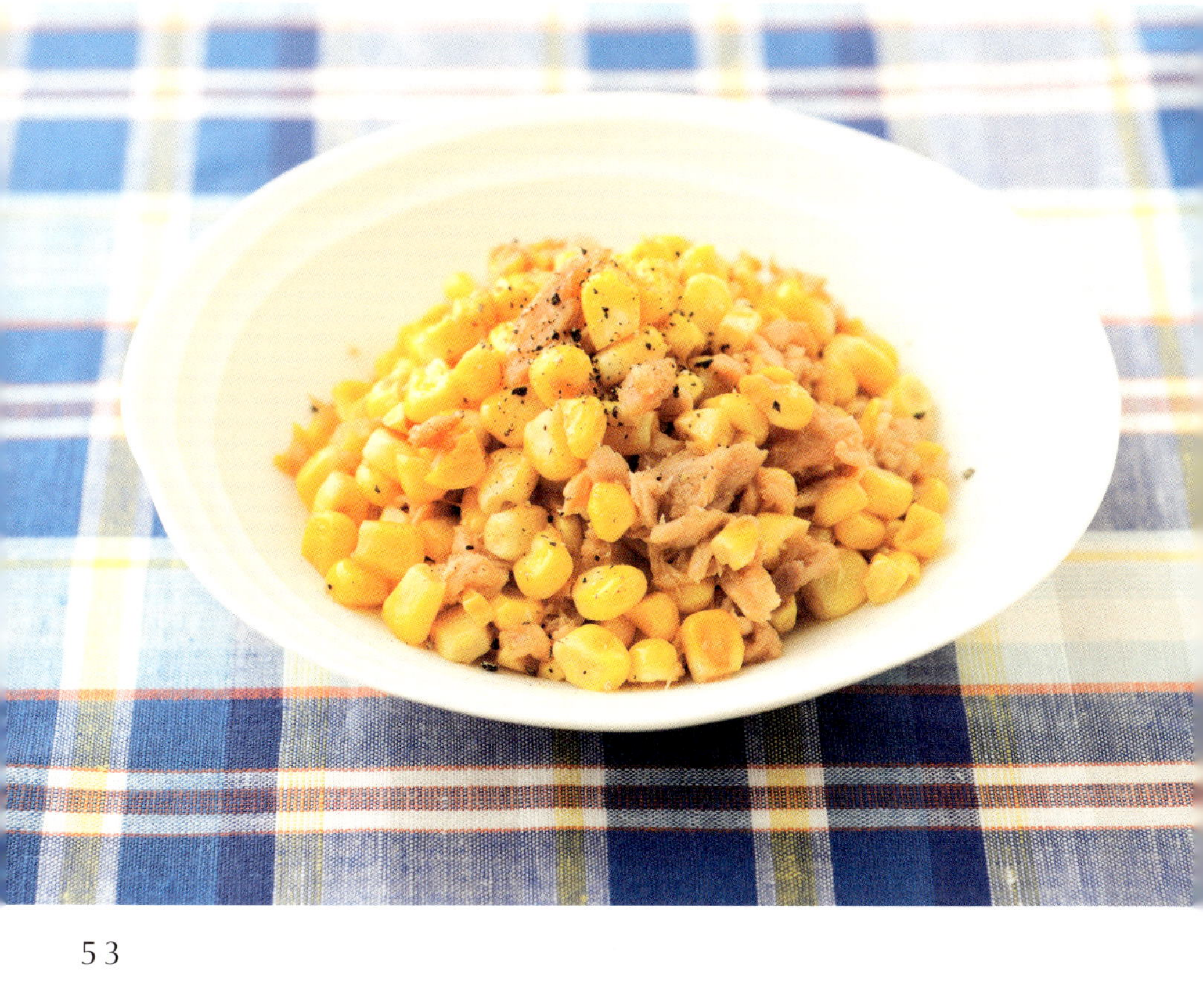

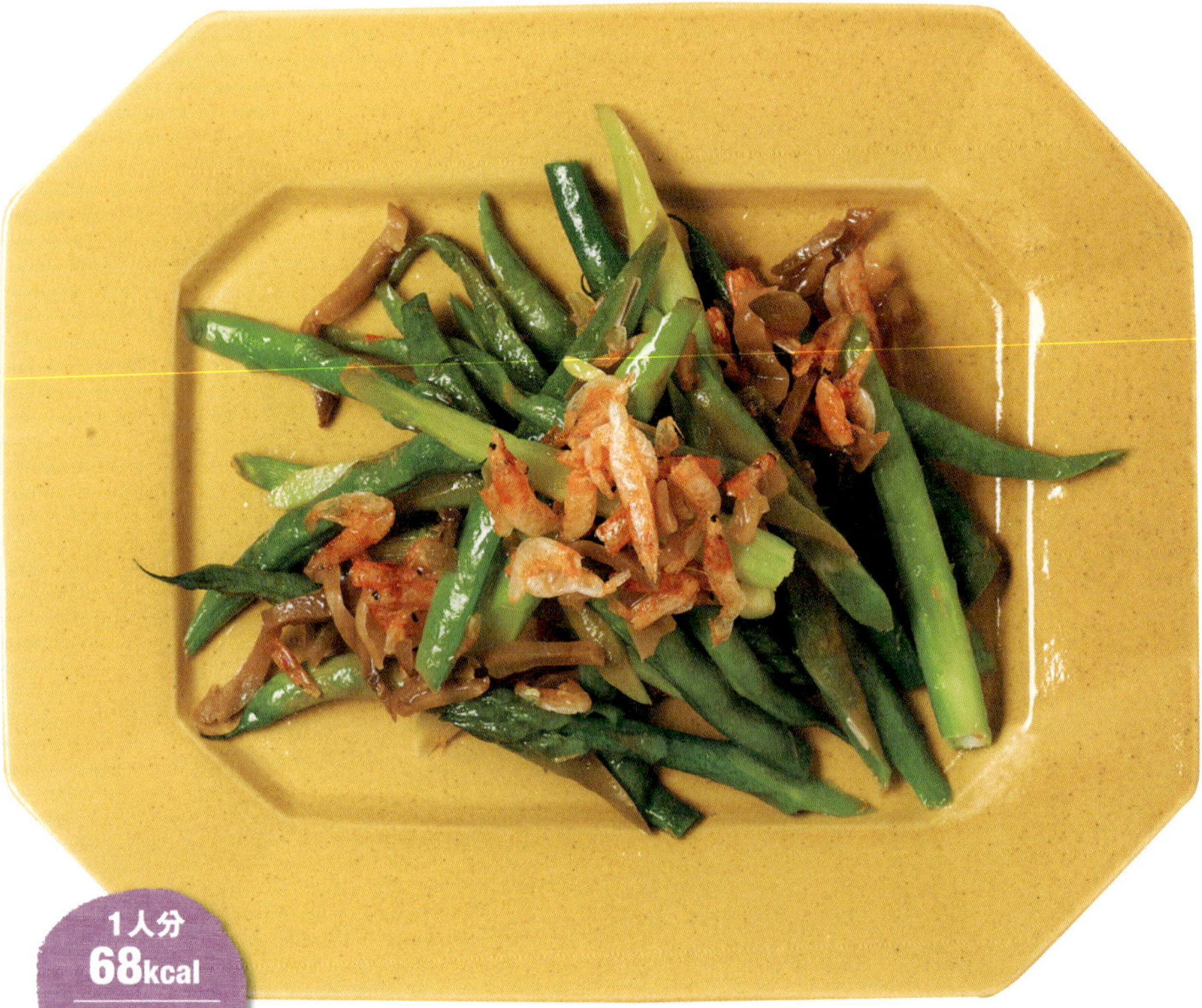

1人分
68kcal
塩分1.6g

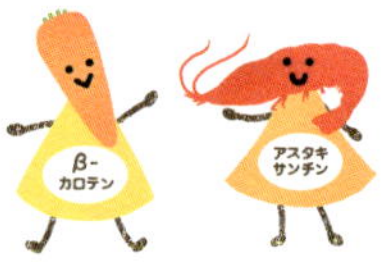

桜えびとザーサイで香りよく

いんげんとアスパラの香味サラダ

材料（２人分）

さやいんげん	10本
グリーンアスパラガス	４本
酒	大さじ１
オリーブ油	小さじ２
塩	小さじ¼
こしょう	適量
ザーサイ（味つき）	10ｇ
桜えび	大さじ１（約５ｇ）
しょうゆ、酢	各小さじ１

作り方

1. いんげんは斜め２～３等分に切り、アスパラガスは根元のかたい部分の皮を皮むき器でむいて斜め３等分に切る。
2. フライパンに入れ、酒、オリーブ油、塩、こしょうを加える。ふたをして中火にかけ、蒸気が出たら弱めの中火にし、約３分蒸し焼きにする。
3. ザーサイは細切りにし、桜えびと、しょうゆ、酢とともに加えて、さっと混ぜる。

調理：堤 人美　撮影：キッチンミノル

めんつゆで手軽に作れる一品

たことゴーヤーのだしびたし

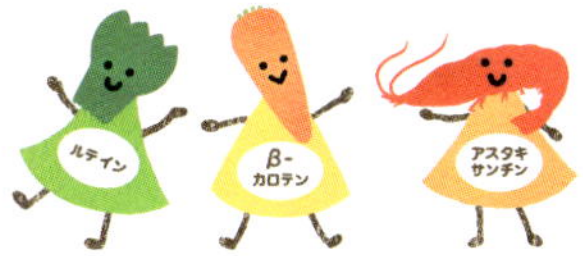

材料（2人分）

冷凍枝豆（さやつき） ……………… 80 g
ゴーヤー ……………………… ½本
塩 ………………………………… 少々
ゆでだこの足 …………………… 80 g
ひたし汁［しょうがのせん切り10 g　めんつゆ〈3倍濃縮〉¼カップ　水¾カップ］

作り方

❶ 枝豆は自然解凍し、さやから出す。ゴーヤーは縦半分に切って、横薄切りにする。ボウルに入れ、塩をふってもみ、約10分おく。水でさっと洗い、ペーパータオルで水けをふく。たこは薄切りにする。

❷ ボウルにひたし汁の材料、❶を入れて混ぜる。ラップをかけ、冷蔵庫で15分以上おく。

1人分
95kcal
塩分2.1g

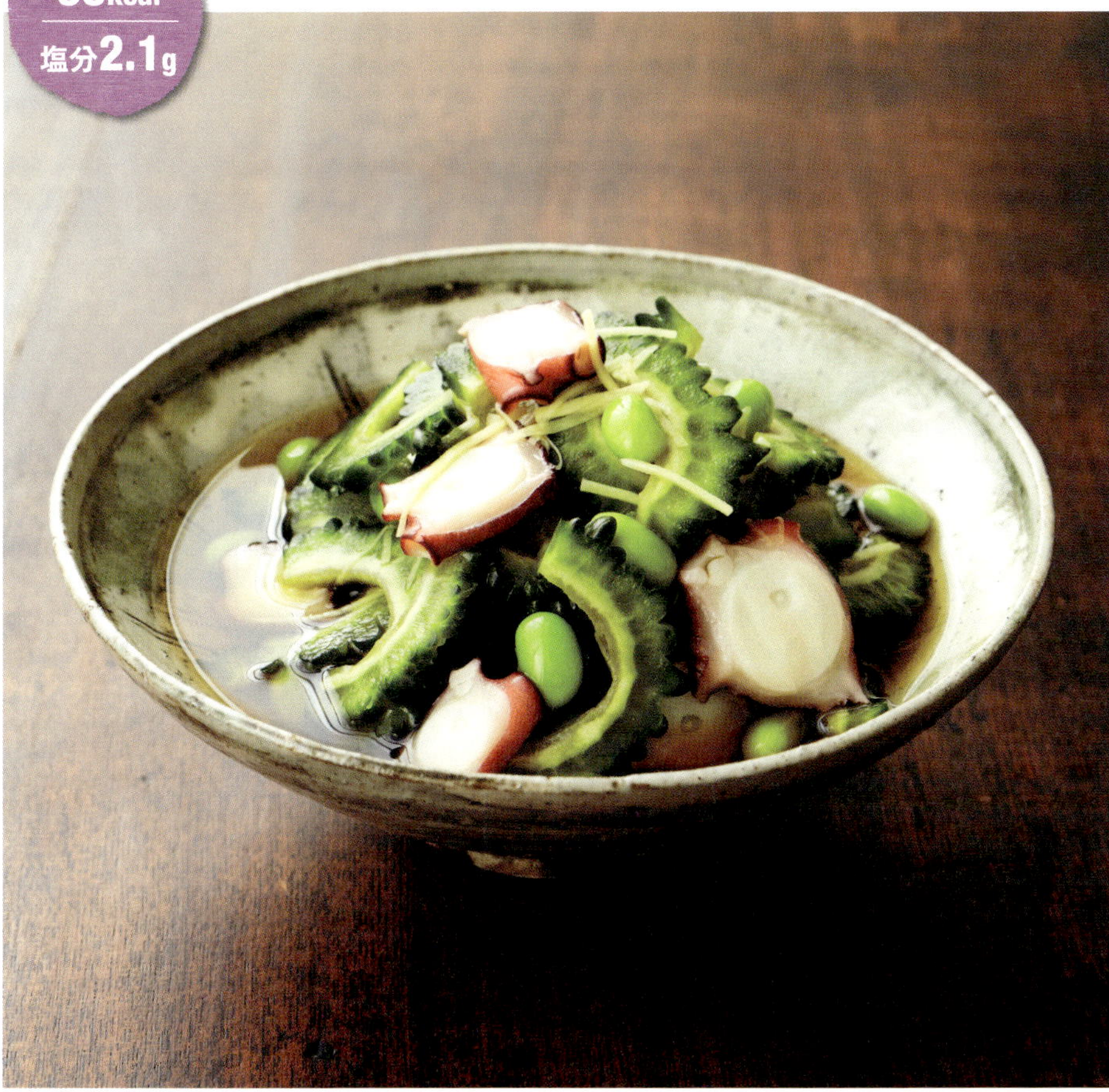

調理：井原裕子　撮影：木村 拓

秋

過ごしやすくなって、夜更かしをしがち。目の疲れの症状が出やすく、老眼を感じやすい時季。抗酸化作用のある食材を積極的にとって。

目に効果的な抗酸化物質と、DHA・EPAで目の疲れを解消

夏の疲れが出やすいときなのに「秋の夜長」などと、夜更かしをして目を酷使してしまいがち。読書やスマートフォンの操作は目が乾きやすく、疲れやすくなるので、活性酸素を除去する抗酸化物質を含む食品や、涙の質をよくするDHA・EPAを含む食品を積極的にとりたいところ。

秋が旬の鮭は、アスタキサンチンという血流をよくする抗酸化物質を含み、目に効果的。涙の成分をよくする、DHA・EPAも豊富で、さんまにも多く含まれます。

ほかの食材では、ルッコラやロメインレタスにルテインが含まれるほか、キウイフルーツにも含まれます。β-カロテンは、チンゲンサイや、かぶの葉にも多く含まれます。

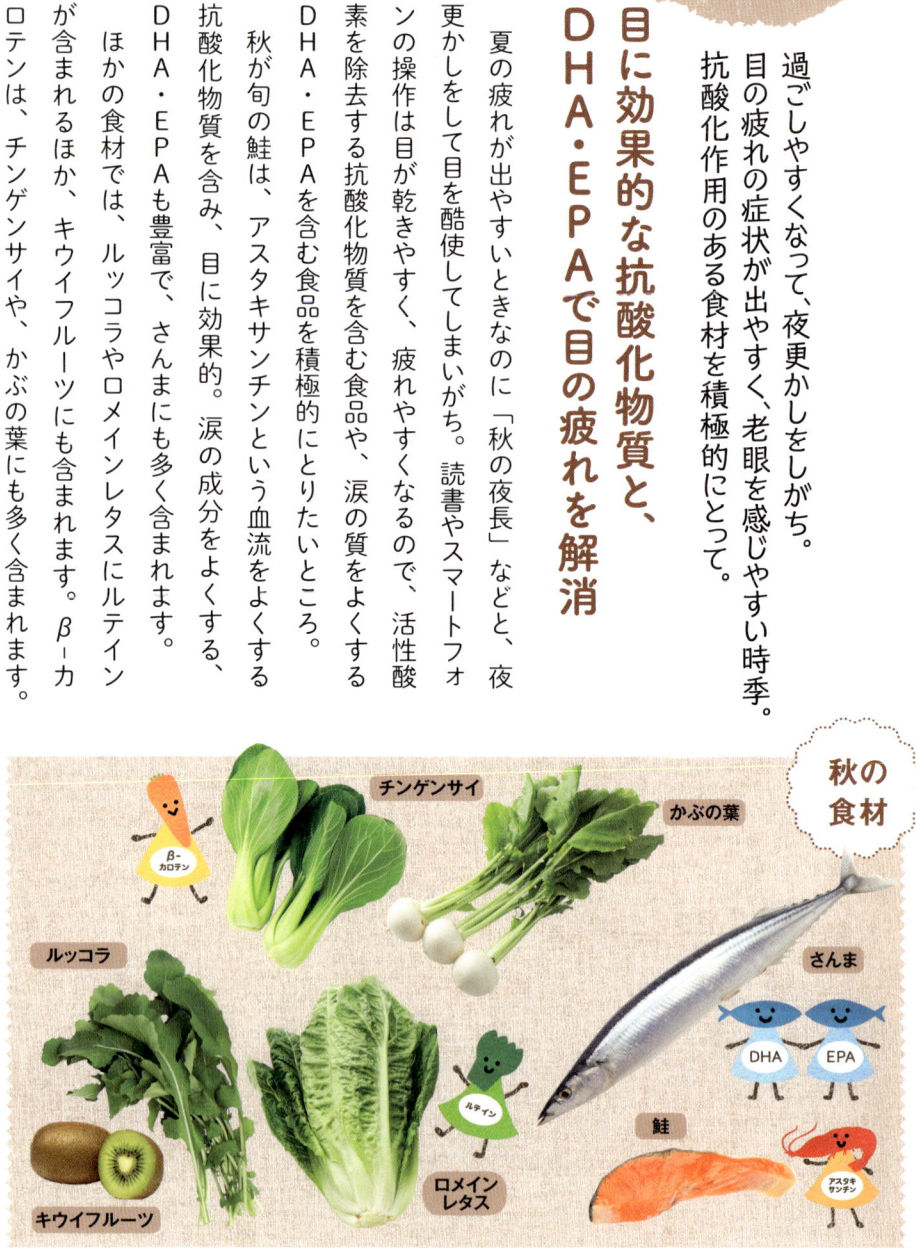

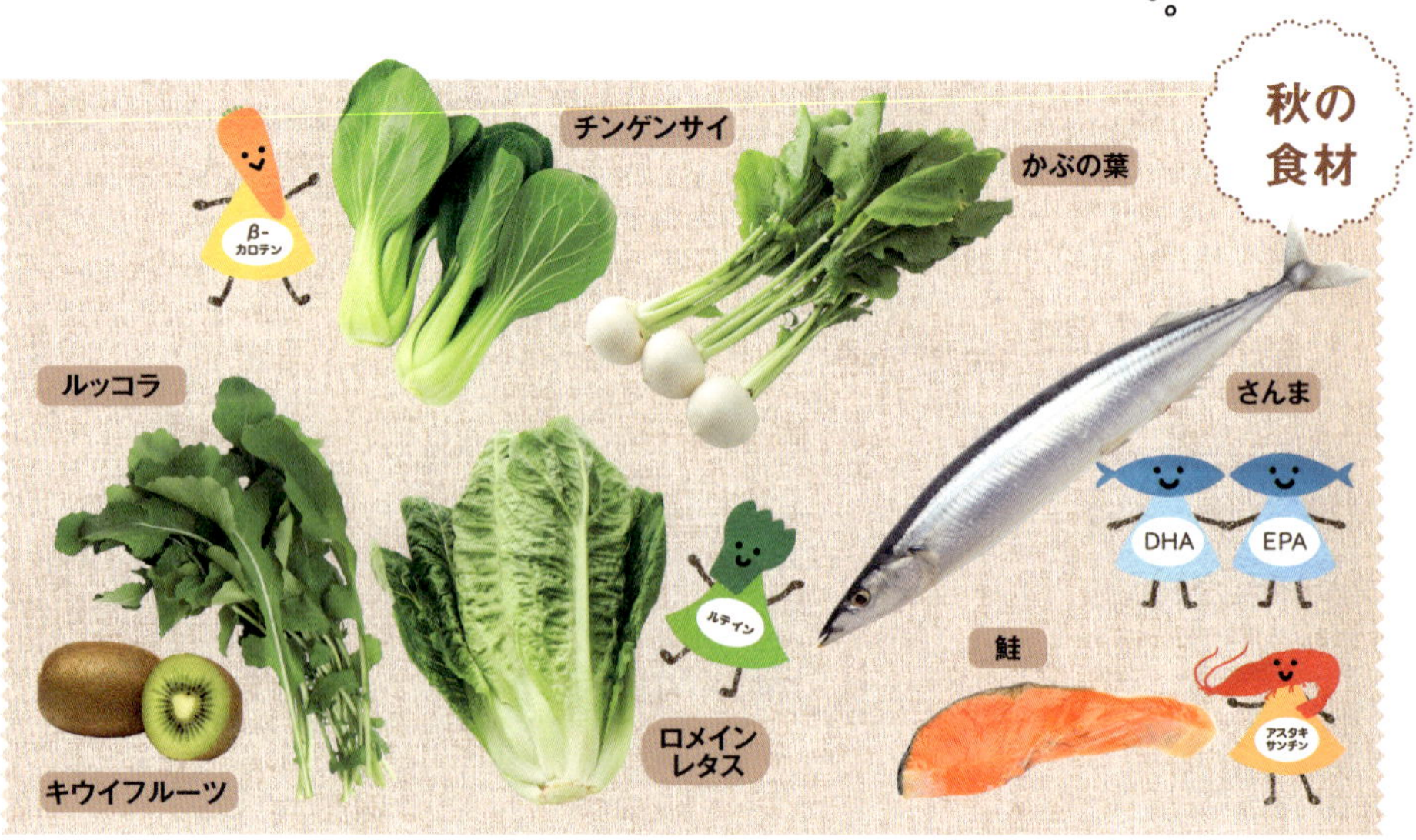
秋の食材
チンゲンサイ
かぶの葉
β-カロテン
ルッコラ
さんま
DHA
EPA
ルテイン
鮭
アスタキサンチン
ロメインレタス
キウイフルーツ

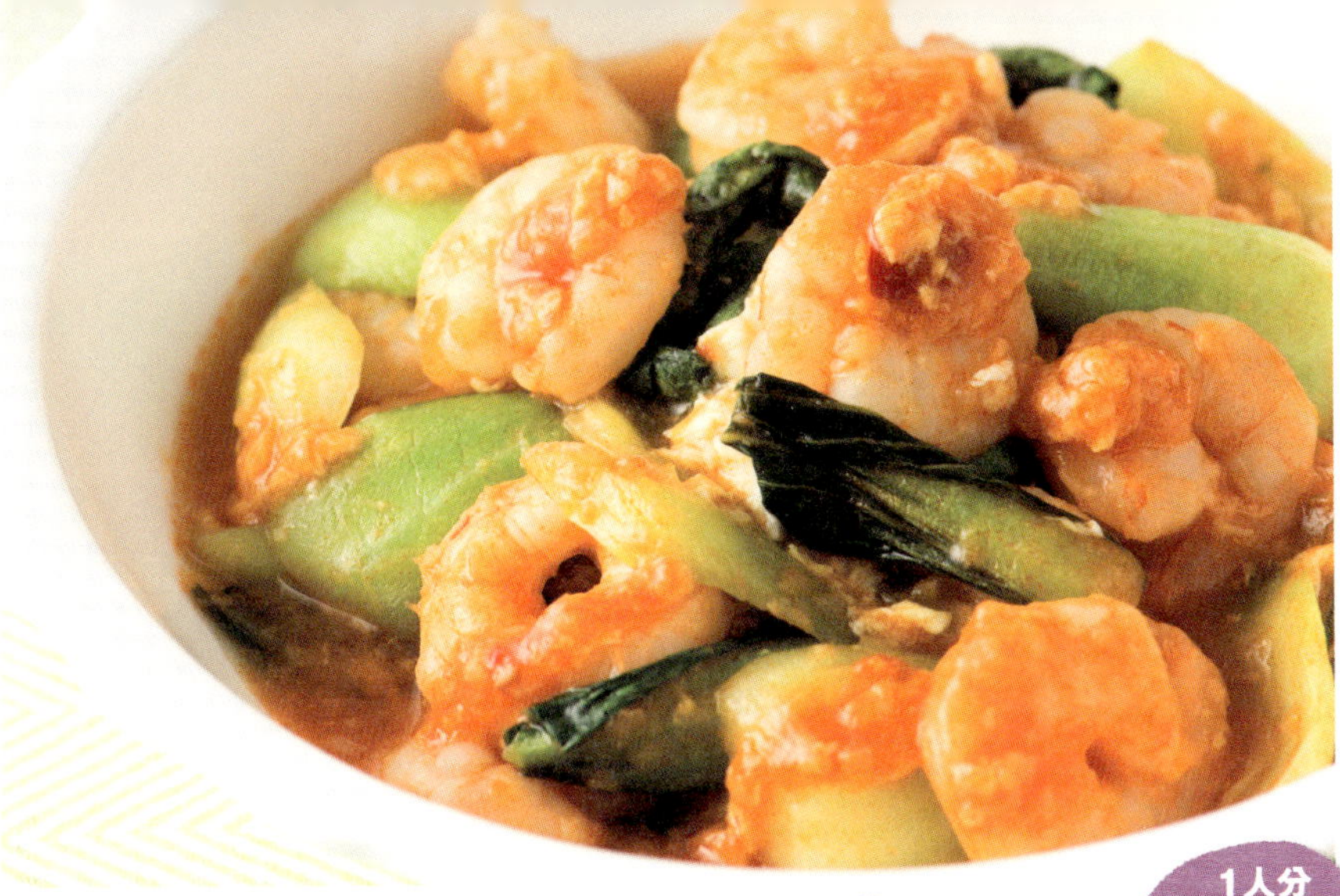

プラス溶き卵で辛みがやわらぐ

マイルドえびチリ

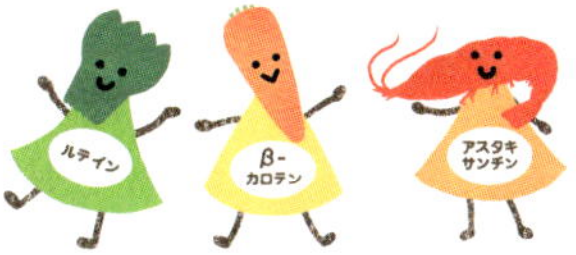

1人分
237kcal
塩分**2.8g**

材料（2人分）

チンゲンサイ……… 小2株（約200ｇ）
塩、サラダ油（チンゲンサイ用）… 各少々
むきえび……………………… 200ｇ
下味［酒小さじ1　塩少々　片栗粉小さじ1］
卵……………………………… 1個
ごま油………………………… 大さじ1
しょうがのみじん切り……… ½かけ分
長ねぎのみじん切り………… ⅓本分
豆板醤………………………… 小さじ½
合わせ調味料［トマトケチャップ大さじ3～4　酒大さじ1　とりガラスープの素大さじ½　湯¼カップ］

作り方

1 チンゲンサイは軸はそぎ切りにし、葉はざく切りにする。耐熱ボウルに入れて塩、サラダ油を加えて混ぜ、ラップをかけて、電子レンジで約2分加熱する。えびはあれば背わたを除き、下味の酒、塩をからめ、片栗粉をまぶす。卵は溶きほぐす。

2 フライパンにごま油を中火で熱し、しょうが、ねぎ、豆板醤を入れて炒め、香りが立ったらえびを加える。えびの色が変わったら、合わせ調味料を加えて1～2分煮て、1のチンゲンサイの水けをきって加え、さっと煮る。

3 溶き卵を回し入れてひと混ぜし、卵がほぼ固まったら火を止める。

調理：柳原るり　撮影：千葉 充

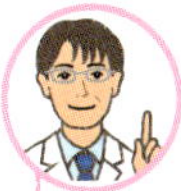

平松先生のプラスαアドバイス

チンゲンサイに含まれるβ-カロテンが効果的。えびに含まれるアスタキサンチンも疲れをいやしてくれます。ルテインを含む卵が、ピリッとした辛さをマイルドにします。

削りがつおのうまみでコクあり

鮭となすの揚げびたし

材料（２人分）

生鮭 …… ２切れ
なす …… ３～４個（約300ｇ）
揚げ油 …… 適量
片栗粉 …… 適量
たれ［しょうゆ大さじ２　みりん大さじ２］
削りがつお …… 小１袋（約３ｇ）
水 …… １カップ

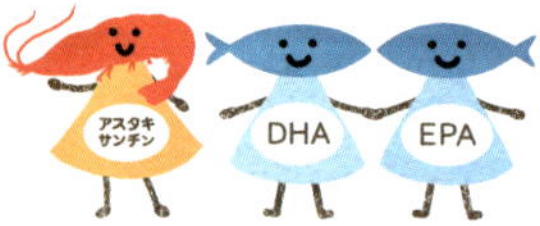
アスタキサンチン
DHA
EPA

作り方

❶ 鮭は水けをふき、４等分のそぎ切りにする。なすは大きめの乱切りにし、水けをふく。

❷ フライパンに深さ１㎝の揚げ油を入れて高温（約180℃）に熱し、なすを入れて４～５分揚げ、油をきる。続けて鮭に片栗粉をまぶして入れ、３～４分揚げて油をきる。ともにバットに広げる。

❸ 鍋にたれの材料、削りがつお、水を入れて強火にかけ、煮立てる。火を止めて❷にかけ、20分以上おいて味をなじませる。

調理：小林まさみ　撮影：木村 拓

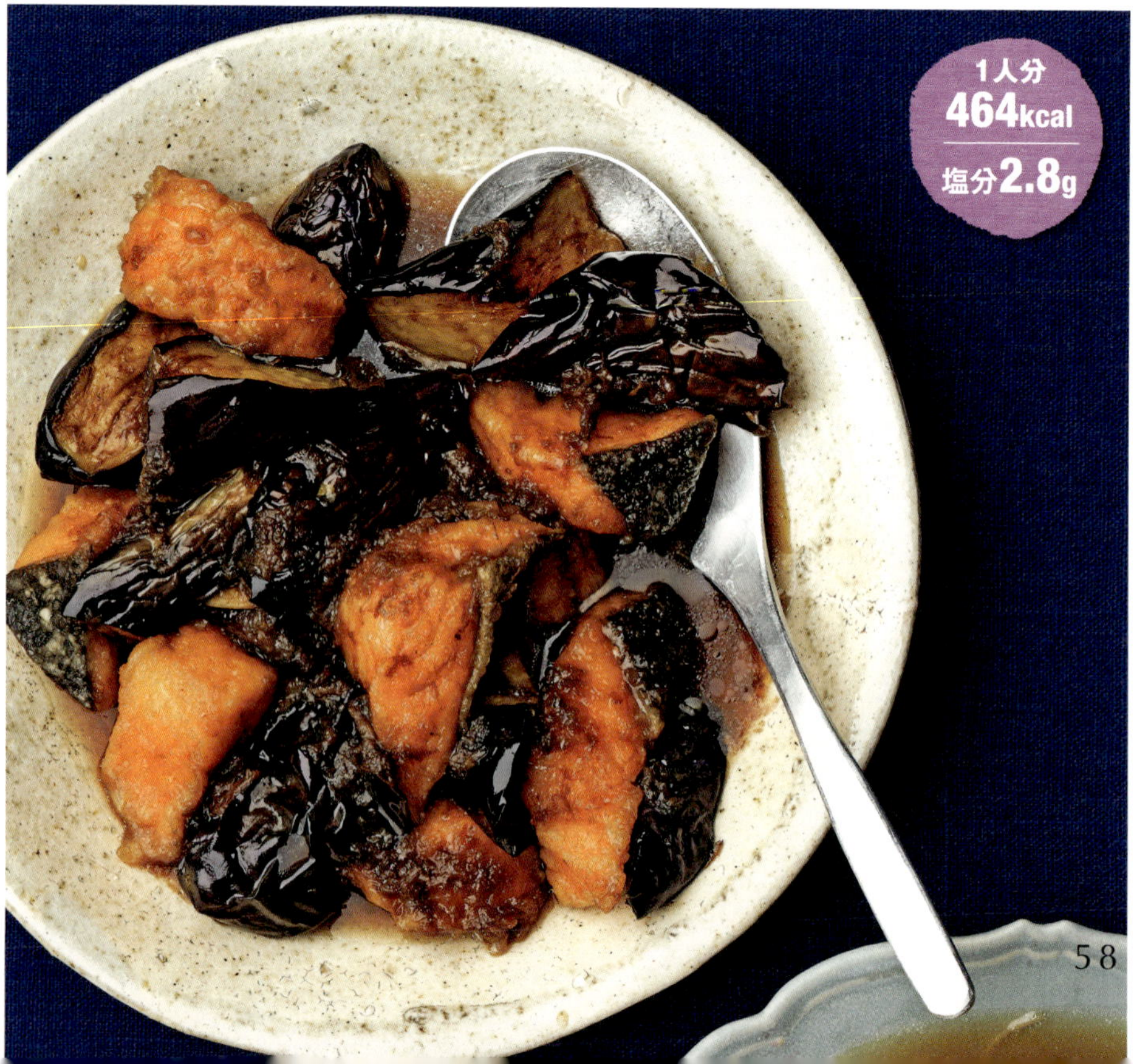
1人分
464kcal
塩分2.8g

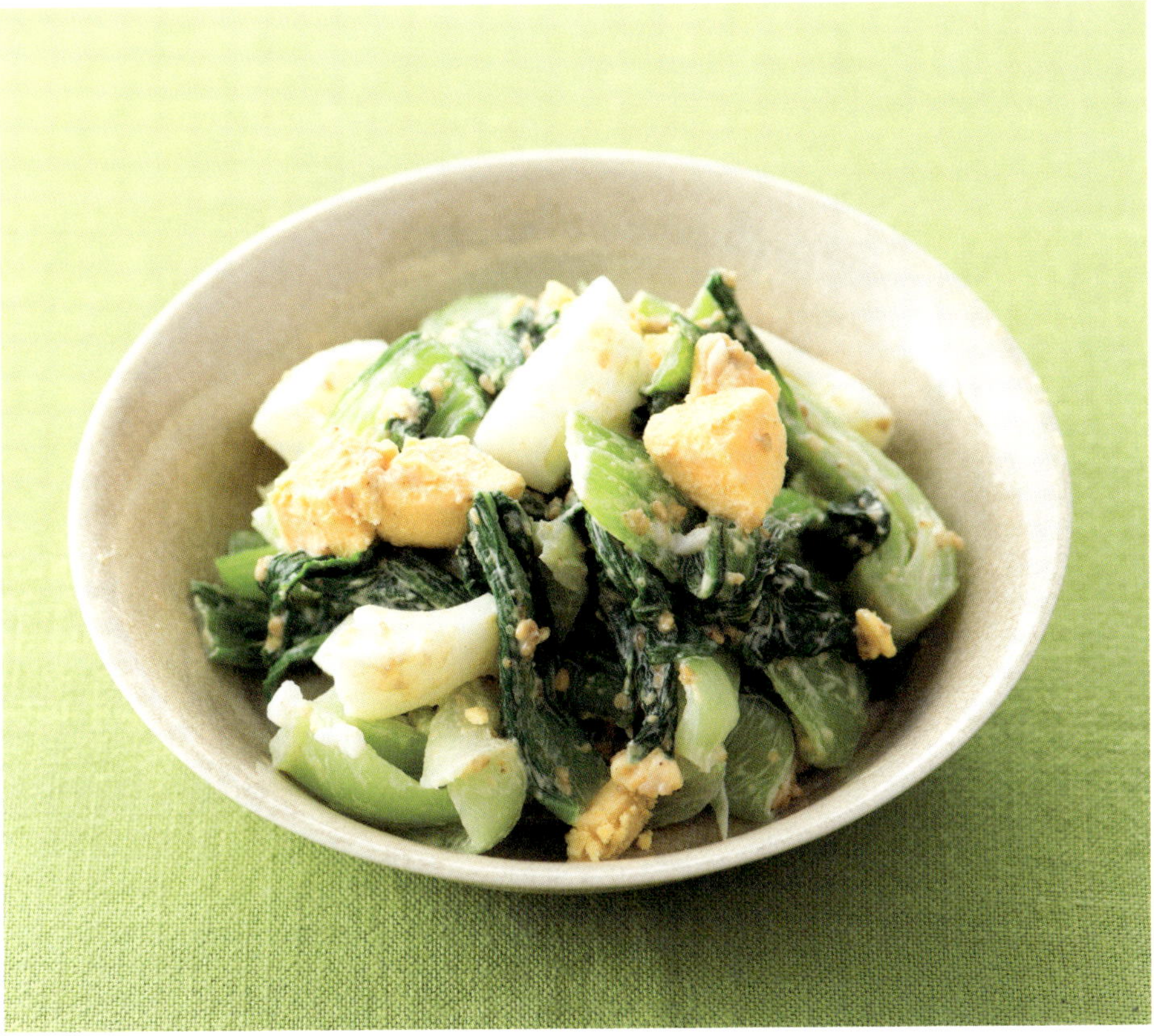

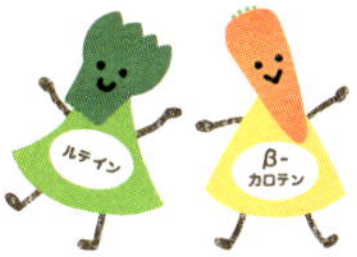

1人分
77kcal
塩分0.2g

ごまとマヨネーズでコクうまな一品

チンゲンサイのごまマヨあえ

材料（2人分）

チンゲンサイ …………………… 1株
ゆで卵 ………………………… 1個
マヨネーズ、白すりごま …… 各大さじ½

調理：コウ静子　撮影：千葉 充

作り方

1 チンゲンサイは耐熱皿に入れてラップをふんわりとかけ、電子レンジで約1分30秒加熱する。冷水にとってさまし、水けを軽く絞って5㎝長さに切る。

2 ボウルにゆで卵を入れてフォークで粗くつぶす。チンゲンサイを加え、マヨネーズ、ごまを加えてあえる。

たっぷり生野菜とともにさっぱりと

さんまの南蛮漬け

材料（２人分）

にんじん	½本
セロリ（葉つき）	½本
玉ねぎ	½個
南蛮だれ［酢大さじ３　みりん、しょうゆ各大さじ１½　赤とうがらしの小口切り１本分］	
さんま	２尾
小麦粉	適量
サラダ油	適量

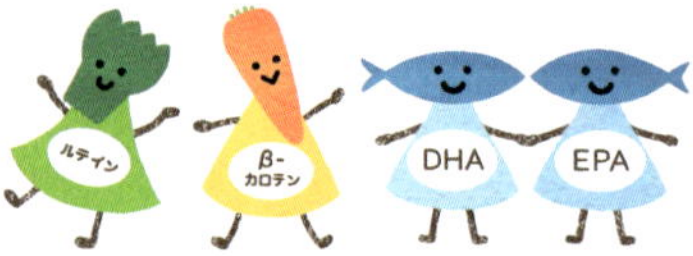

作り方

❶ にんじん、セロリは５㎝長さのせん切り、玉ねぎは縦薄切りにし、南蛮だれと合わせてバットに入れてよく混ぜる。

❷ さんまは３㎝長さの筒切りにし、内臓を押し出して水洗いし、ペーパータオルで水けをふく。小麦粉を薄くまぶす。

❸ フライパンに１㎝深さまで油を入れて中温（約170℃）に熱し、さんまを入れる。両面がこんがりと色づくまで揚げ、取り出して油をきる。粗熱がとれたら中骨を骨抜き器などで抜き、❶に入れて混ぜる。

調理：藤野嘉子　撮影：榎本 修

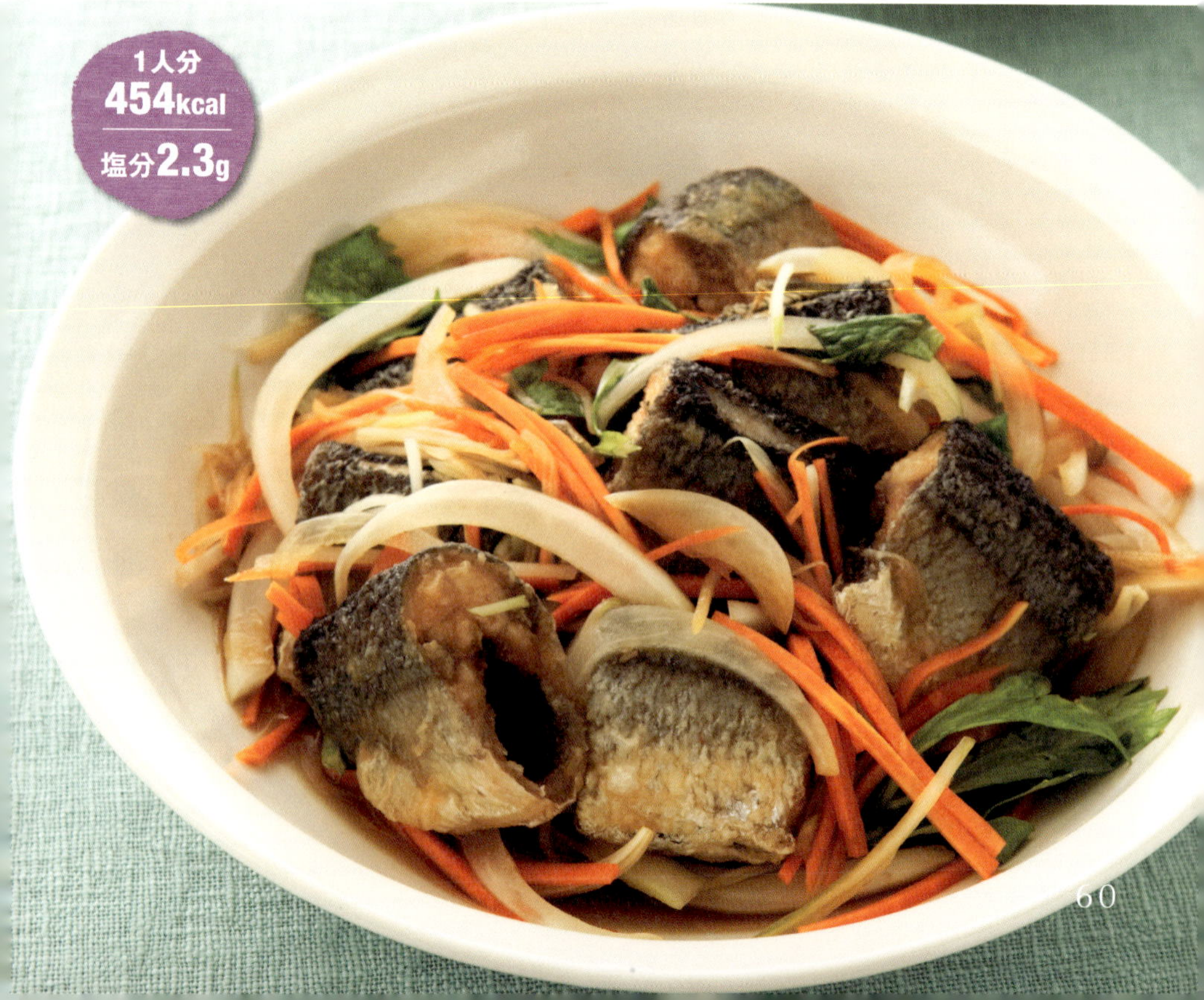

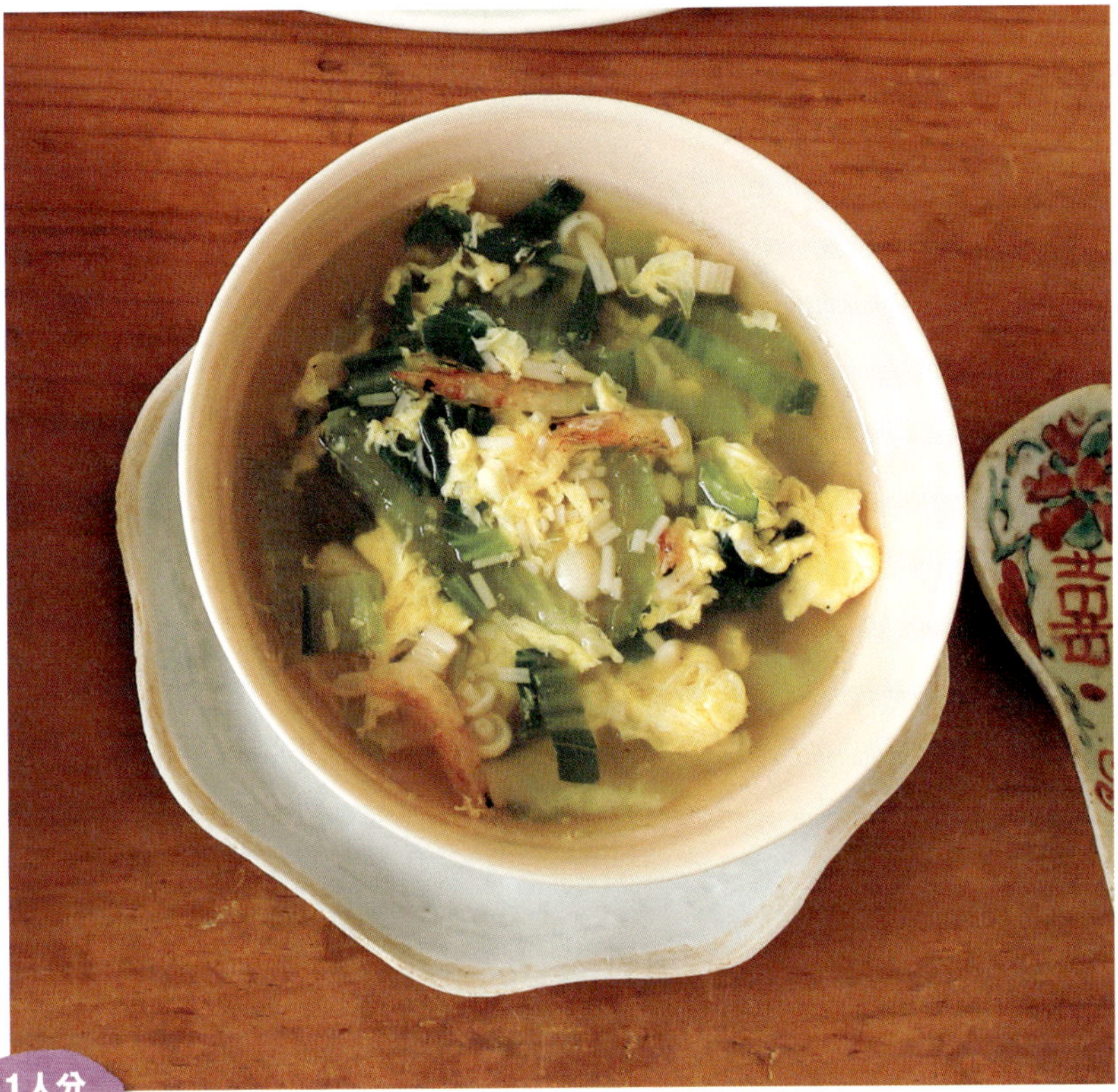

1人分
54kcal
塩分1.1g

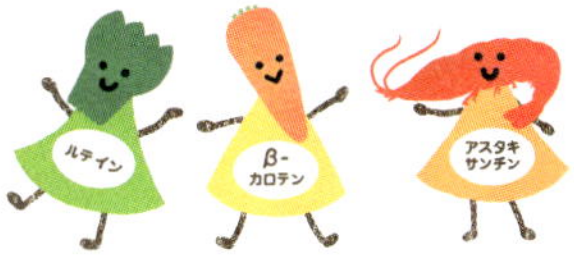

桜えびからいいだしも出る

チンゲンサイのかきたまスープ

材料（2人分）

- チンゲンサイ …… ½株
- えのきたけ …… ¼袋（約25ｇ）
- とりガラスープの素 …… 小さじ1
- 水 …… 1½カップ
- 桜えび …… 大さじ1
- 溶き卵 …… 1個分
- 塩、こしょう …… 各少々

作り方

1. チンゲンサイは葉と軸に切り分け、葉は粗く刻み、軸は2㎝長さに切って縦細切りにする。えのきたけは細かく刻む。
2. 鍋にスープの素、水、桜えびを入れて中火にかける。煮立ったら❶を加え、再び煮立ったら溶き卵を回し入れ、塩、こしょうで調味する。

調理：牧野直子　撮影：澤木央子

キムチの辛みを卵黄でまろやかに

かつおの韓国風丼

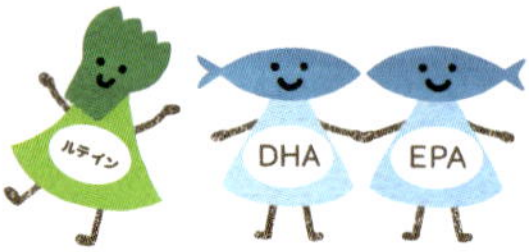

材料(2人分)

かつお(刺し身用)	½節(約200 g)
しょうゆ、ごま油	各小さじ2
砂糖	小さじ1
白菜キムチ	小1パック(約80 g)
温かいご飯	茶碗2杯分
卵黄	2個分
粗びき黒こしょう	少々

作り方

❶ かつおを薄切りにする。ボウルにしょうゆ、ごま油、砂糖を入れて混ぜる。かつおを加え、白菜キムチを大きければ食べやすく切って加え、あえる。

❷ 器に温かいご飯を茶碗1杯分ずつ盛り、❶を半量ずつのせる。卵黄をそれぞれにのせ、粗びき黒こしょうをふる。

調理：市瀬悦子　撮影：鈴木泰介

1人分
475kcal
塩分1.9g

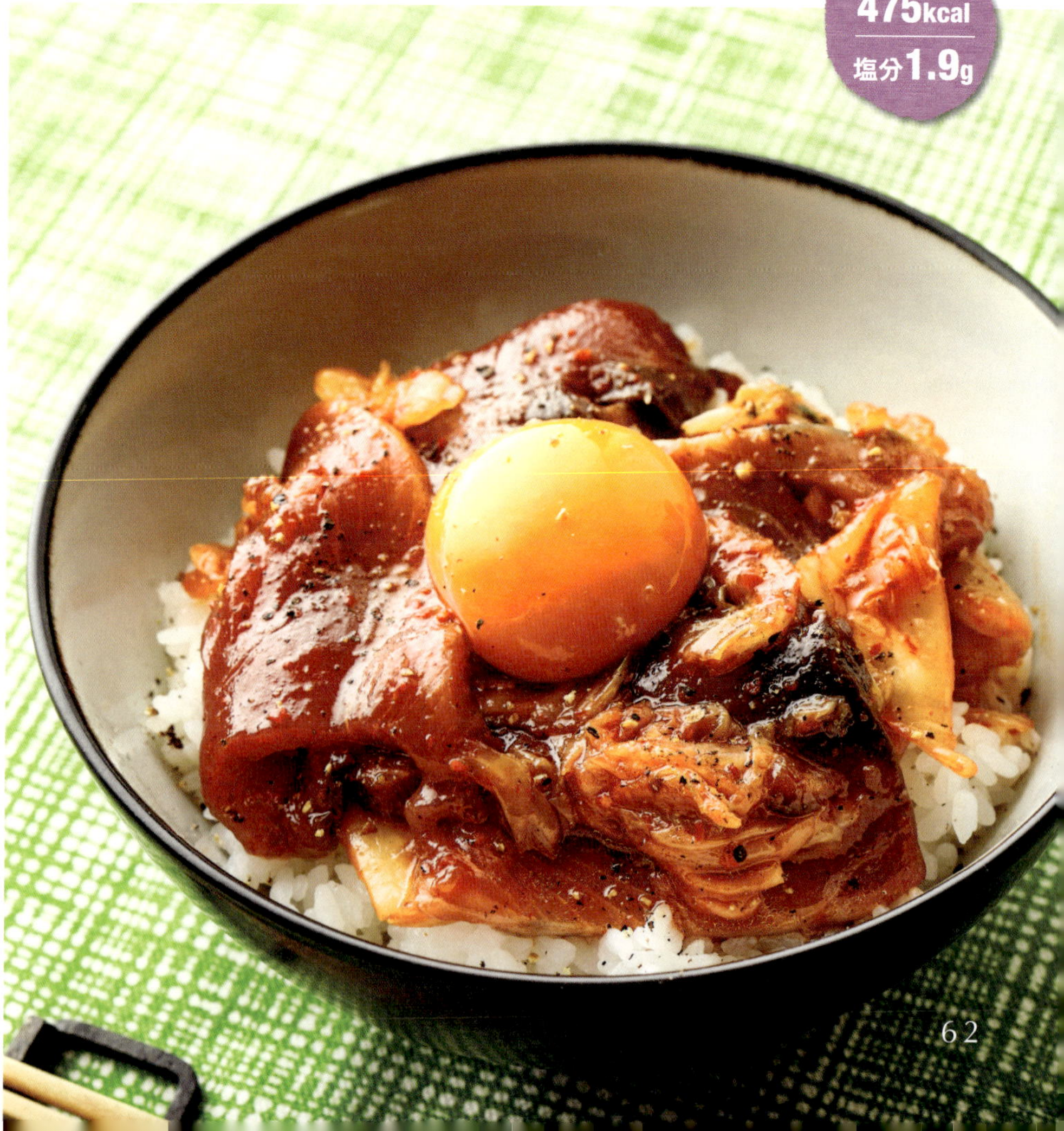

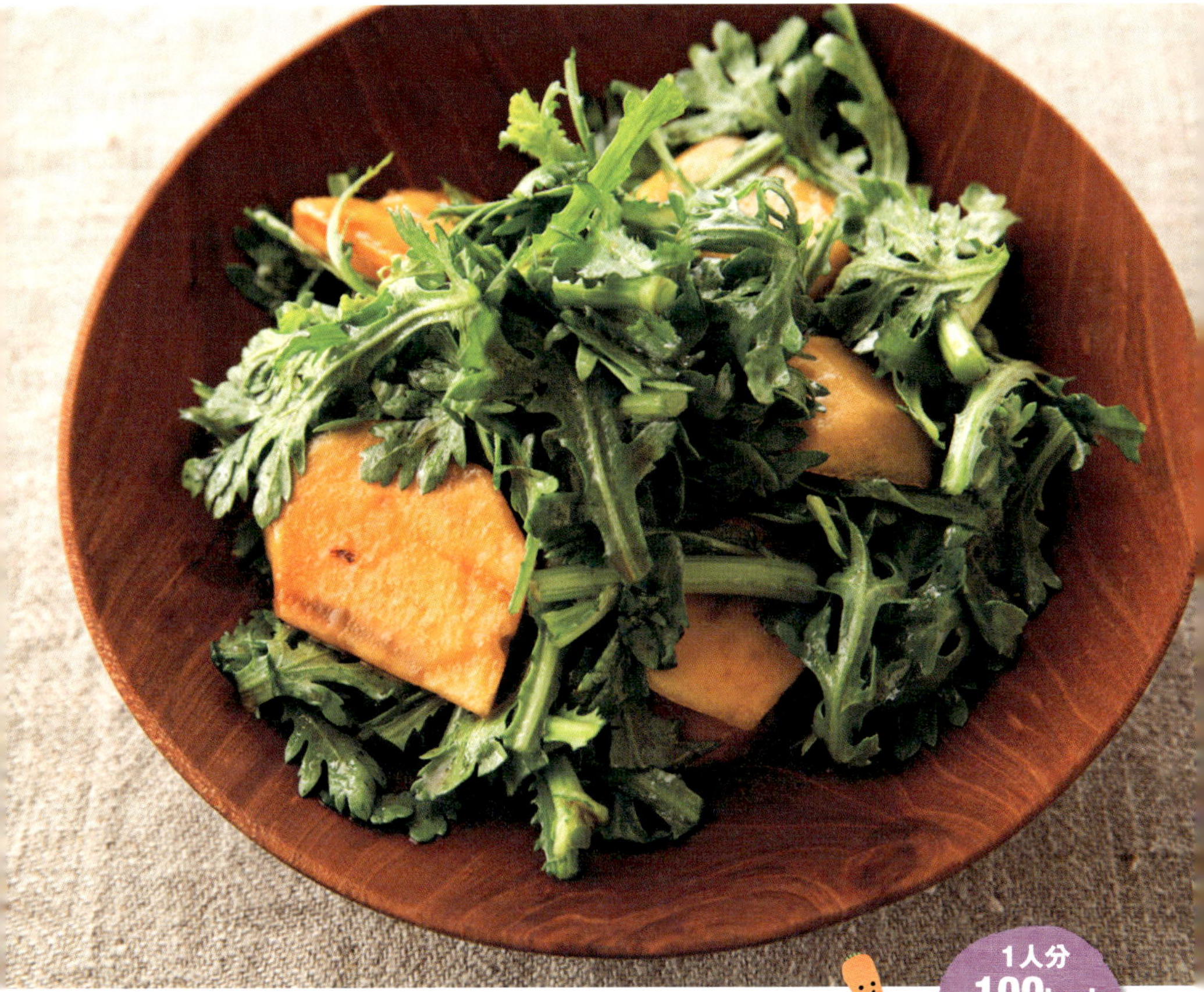

1人分
100kcal
塩分0.6g

ほろ苦い春菊と柿の甘さで箸が進む

春菊と柿のポン酢サラダ

材料(2人分)

春菊 ……………………………… ½わ
柿 ………………………………… ½個
ポン酢ドレッシング[ポン酢じょうゆ、オリーブ油各大さじ1　砂糖小さじ½]

作り方

1 春菊は3～4㎝長さに切る。柿は5㎜厚さの一口大に切る。

2 ボウルにポン酢ドレッシングの材料を混ぜ、1を加えてあえる。

調理：下条美緒　撮影：宗田育子

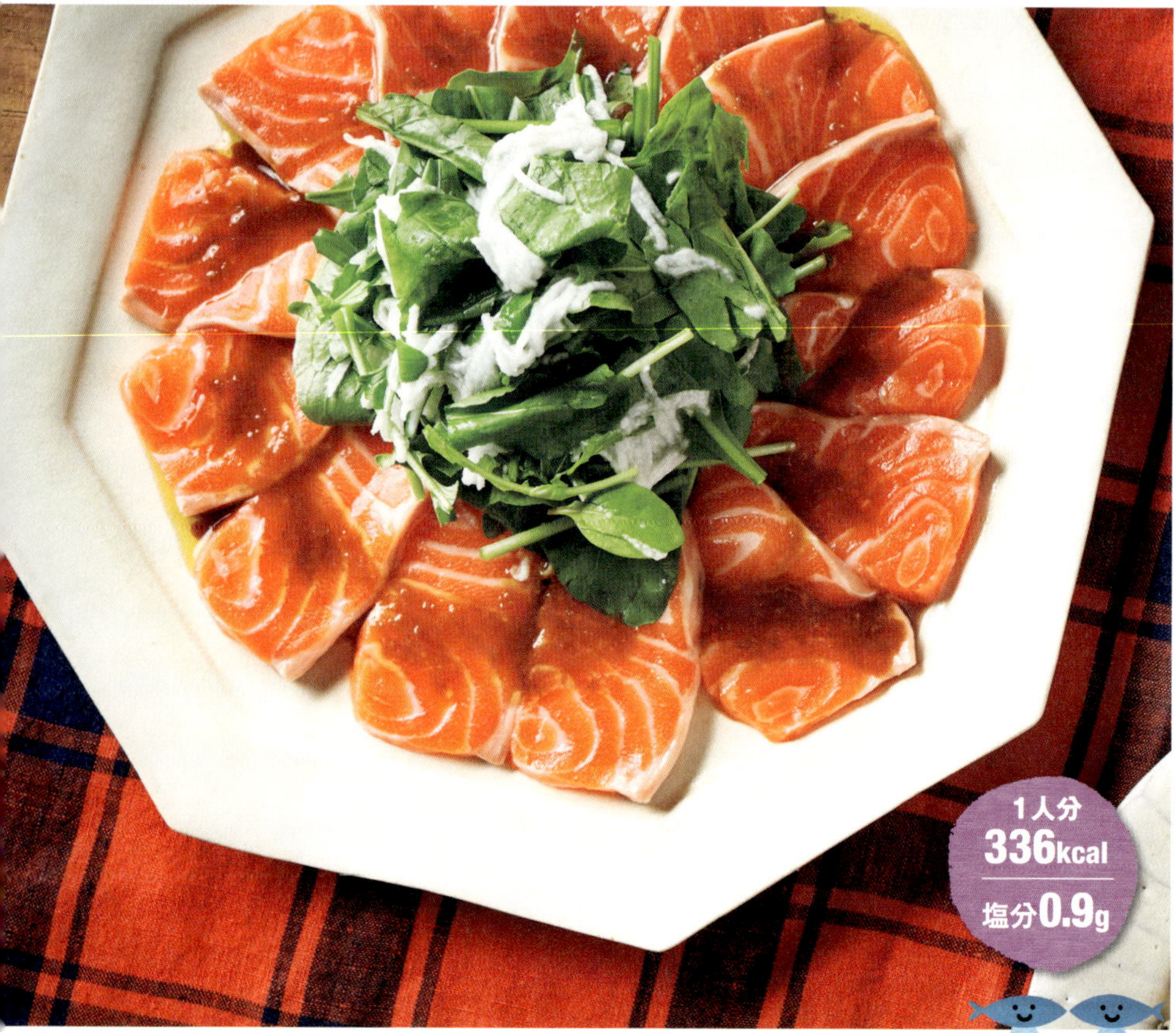

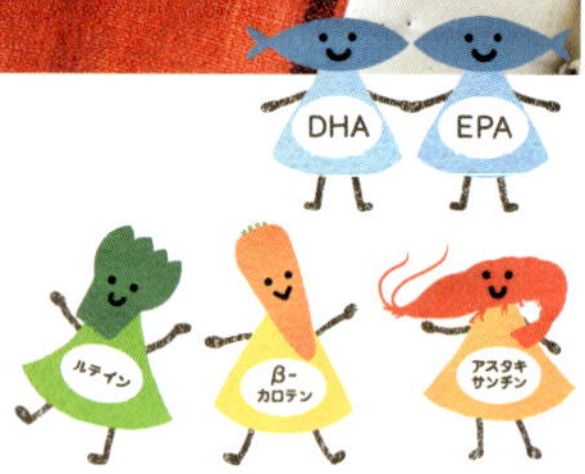

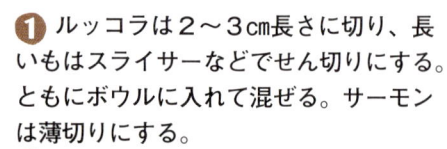

ピリッとわさびをきかせた和風ソースで

サーモンのカルパッチョ

材料（2人分）

ルッコラ ……………………… 1わ
長いも ……………………………100g
サーモン（刺し身用） …………200g
ソース［オリーブ油大さじ1　しょうゆ大さじ½　練りわさび小さじ1］

作り方

1 ルッコラは2～3㎝長さに切り、長いもはスライサーなどでせん切りにする。ともにボウルに入れて混ぜる。サーモンは薄切りにする。

2 サーモンを器に並べ、ルッコラと長いもをまん中にのせる。ソースの材料を混ぜてかける。

調理：重信初江　撮影：邑口京一郎

さっと作れる一品

チンゲンサイとしらすの卵とじ

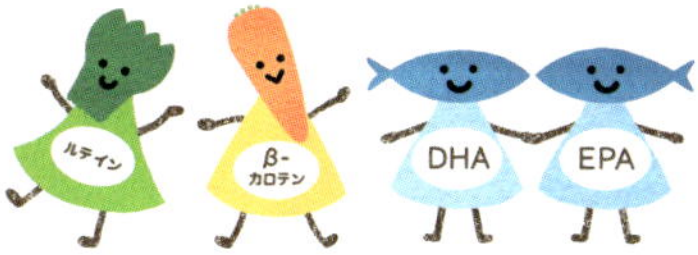

材料（２人分）

チンゲンサイ	１株
めんつゆ（３倍濃縮）	大さじ１½
水	１カップ
しらす干し	30ｇ
溶き卵	１個分

作り方

❶ チンゲンサイは1.5㎝幅に切る。

❷ 鍋にめんつゆと水を入れて中火にかけ、煮立ったら❶を入れて、混ぜながら弱火で30秒〜１分煮る。しらすを加えて溶き卵を流し入れ、卵が固まり始めたら火を止める。

調理：重信初江　撮影：鈴木泰介

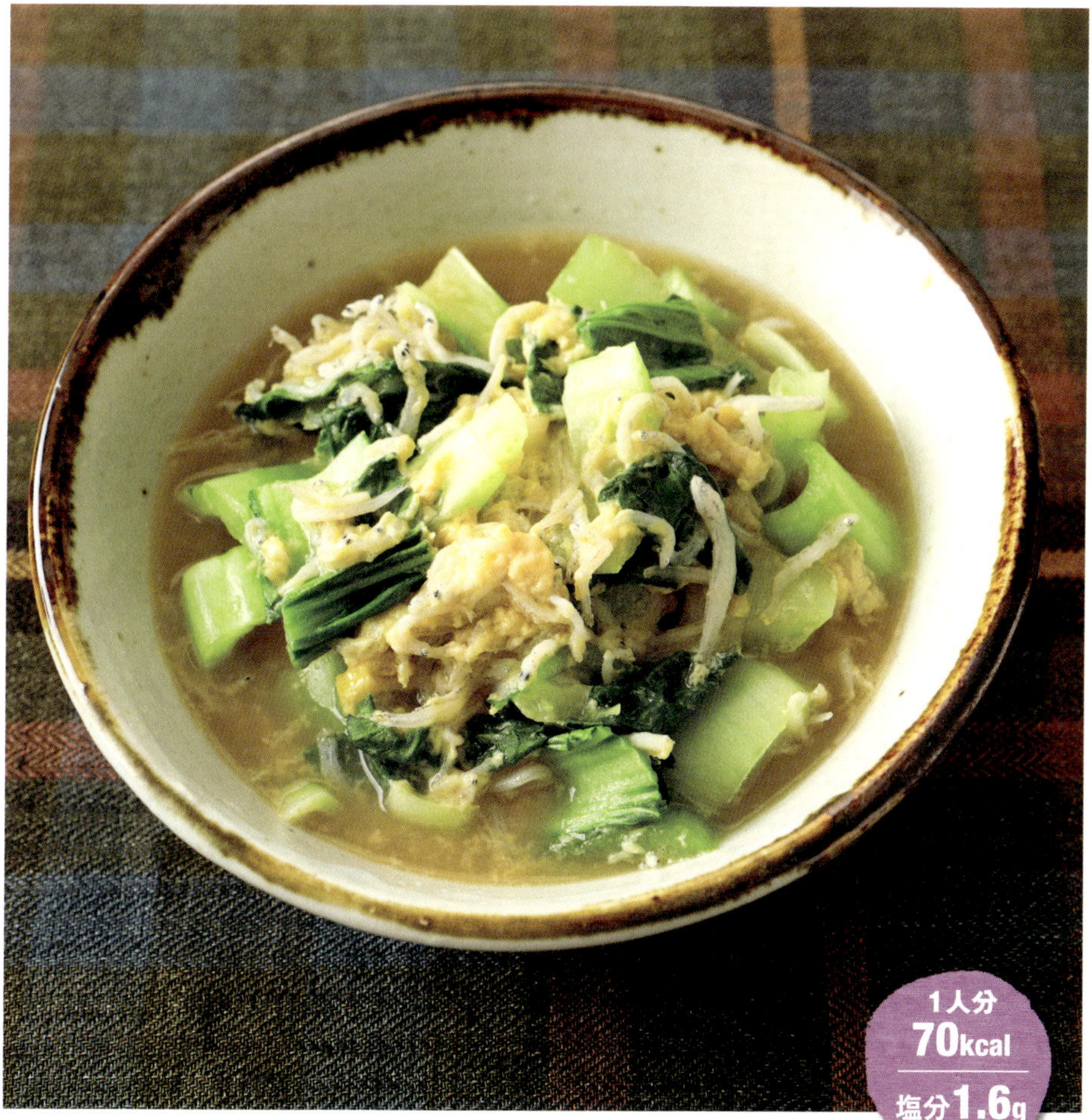

１人分
70kcal
塩分1.6g

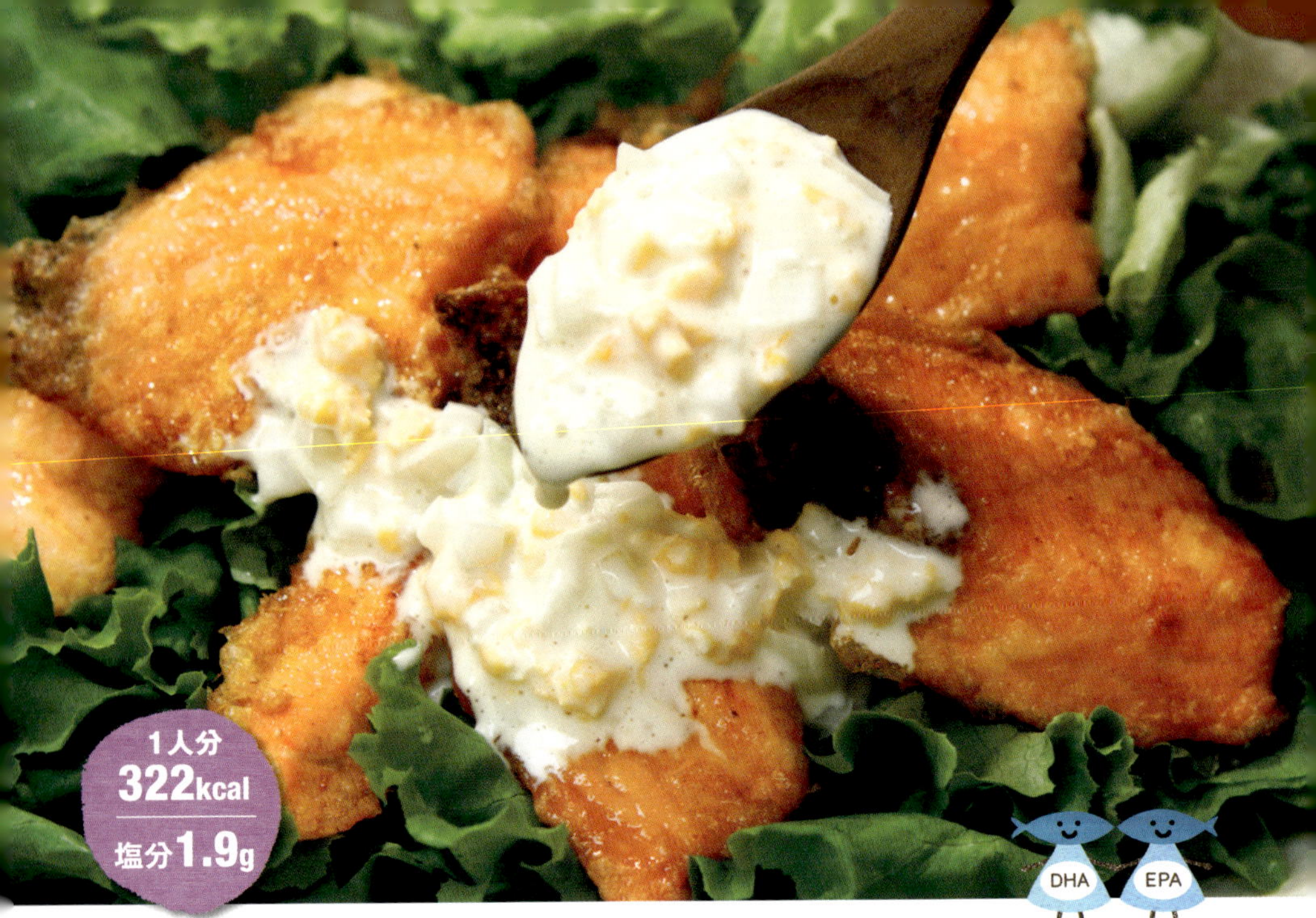

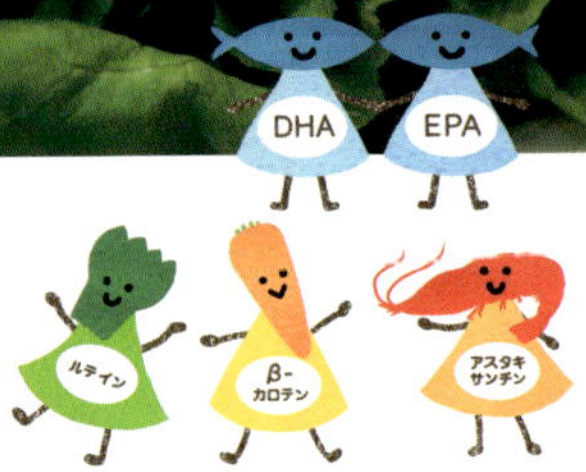

甘酢とタルタルの重ねがけでご飯にも合う味に

秋鮭のタルタルサラダ仕立て

材料（2人分）

リーフレタス……1個
タルタルソース［溶き卵½個分　玉ねぎ¼個　マヨネーズ大さじ2　砂糖小さじ½　塩、こしょう各少々］
生鮭……2切れ
塩……少々
こしょう……少々
小麦粉……小さじ1
溶き卵……½個分
サラダ油……大さじ½
甘酢［砂糖、酢各大さじ1　しょうゆ大さじ½］

調理：秋元 薫　撮影：澤木央子

作り方

1 リーフレタスはざく切りにする。タルタルソースの玉ねぎはみじん切りにして水に約5分さらし、水けをふく。タルタルソースの溶き卵は小さめの耐熱容器に入れ、ふんわりとラップをかけて電子レンジで約30秒加熱し、フォークでほぐす。鮭は塩をふってペーパータオルでよくふき、1切れを3等分のそぎ切りにしてこしょう少々、小麦粉をふり、溶き卵をからめる。

2 フライパンに油を中火で熱し、鮭を入れる。途中上下を返しながら焼き色がつくまで約6分揚げ焼きにする。

3 器にリーフレタスを敷き、鮭を盛る。甘酢の材料を混ぜてかけ、タルタルソースの材料を混ぜてかける。

かぶの葉のシャキシャキとした歯ざわりがポイント

菜飯風混ぜご飯

材料（２人分）

かぶの葉	３個分
温かいご飯	400ｇ
塩	小さじ⅓
ごま油	小さじ１
しらす干し	20ｇ

1人分
376kcal
塩分1.6g

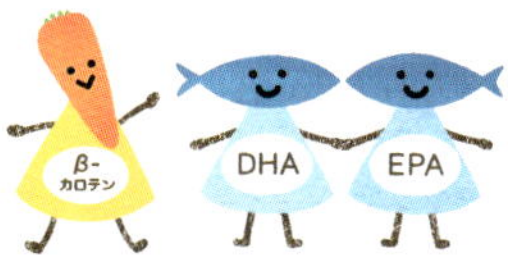

作り方

❶ 鍋に湯（分量外）を沸かして塩適量（分量外）を入れ、かぶの葉を入れて約２分ゆでる。ざるにあけてさまし、水けを絞る。小口切りにし、もう一度水けを絞る。

❷ ボウルに温かいご飯、塩、ごま油、❶を入れ、混ぜる。器に盛り、しらす干しをのせる。

調理：小林まさみ　撮影：邑口京一郎

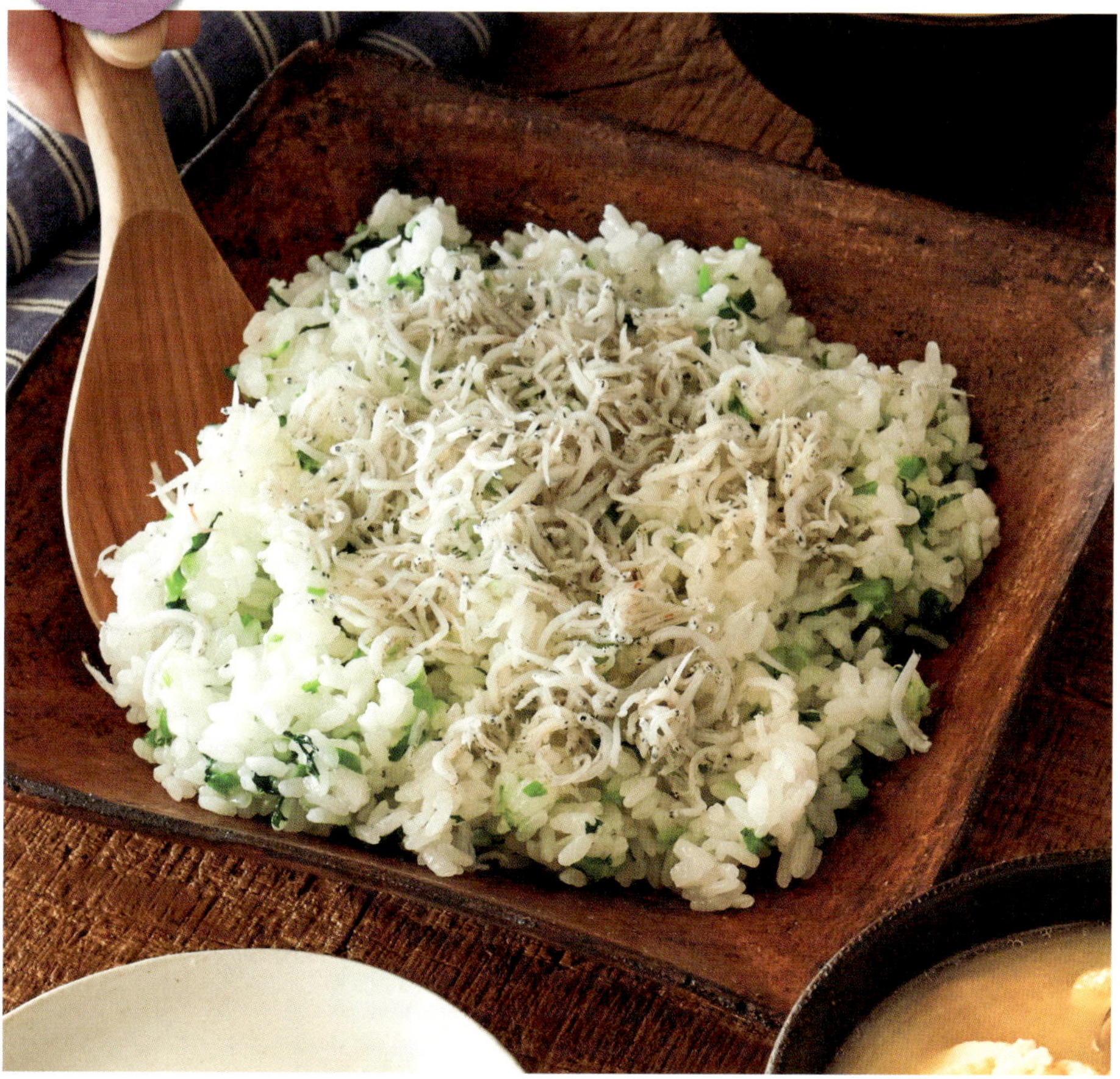

冬

空気が乾燥して、体全体の潤いが必要なとき。
ドライアイのトラブルが多い季節です。
目の乾き防止には、DHA・EPAを取り入れましょう。

部屋の加湿に気をつけながら涙の質をよくする食材をとって

冬に感じるいちばんの目の不調は、ドライアイ。暖房機器の使用で部屋が乾燥するので、加湿器を使用するなど、常に湿度が下がり過ぎないように気をつけたいところ。また、ドライアイは涙の量ではなく質の問題なので、質をよくするDHA・EPAをとるのを心がけて。

この季節に脂がのる、ぶりやさばにはDHA・EPAが豊富。目に効果的なルテインを含む季節の野菜は、ほうれん草のほか、せりや小松菜、ブロッコリーなどがあります。

冬といったら鍋。晩秋から旬を迎える春菊や水菜にはβ-カロテンが豊富。鍋料理で火を通すと、かさが減ってたくさんの量を食べられるので、たっぷりとりたいですね。

冬の食材

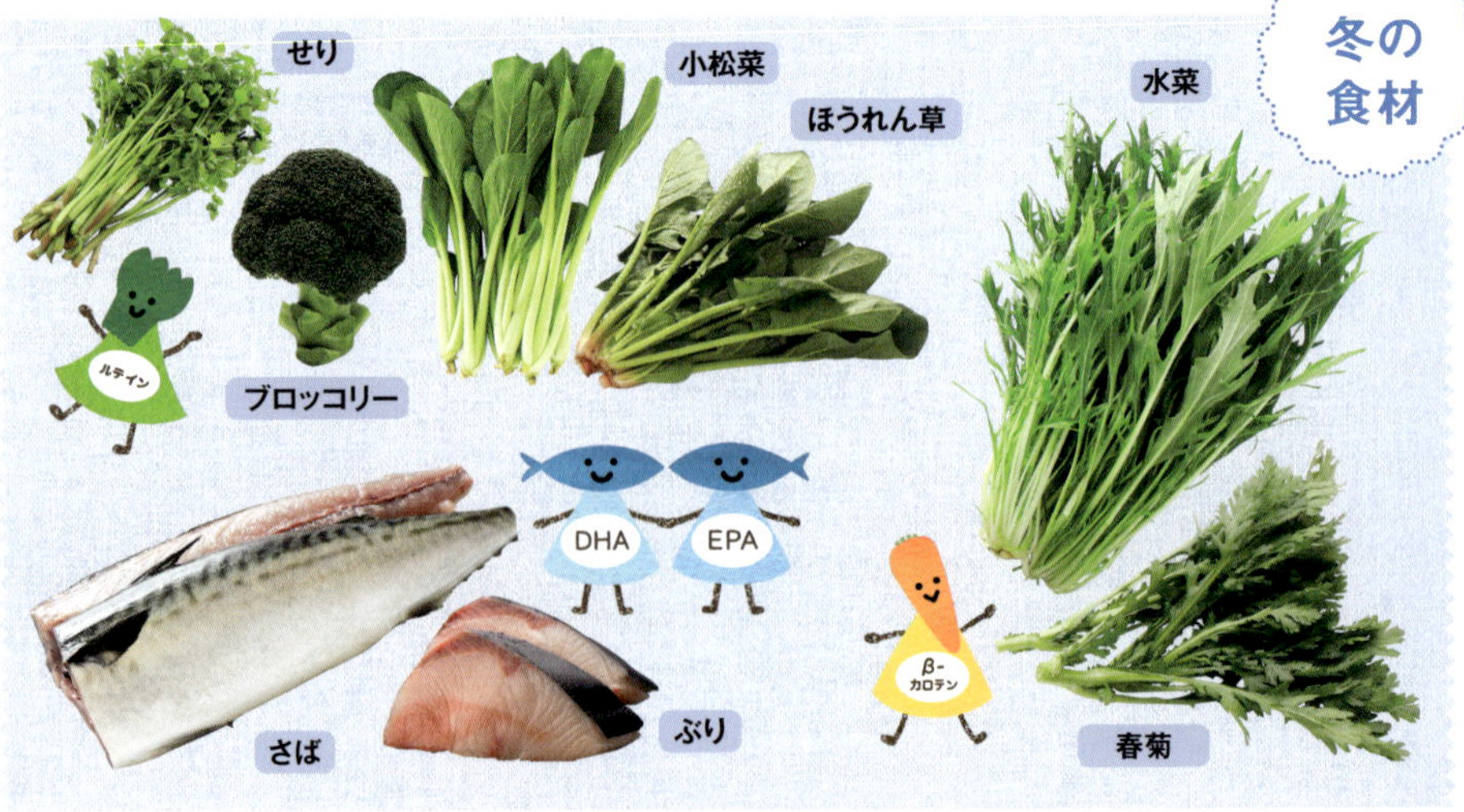
せり
小松菜
ほうれん草
水菜
ルテイン
ブロッコリー
DHA
EPA
β-カロテン
さば
ぶり
春菊

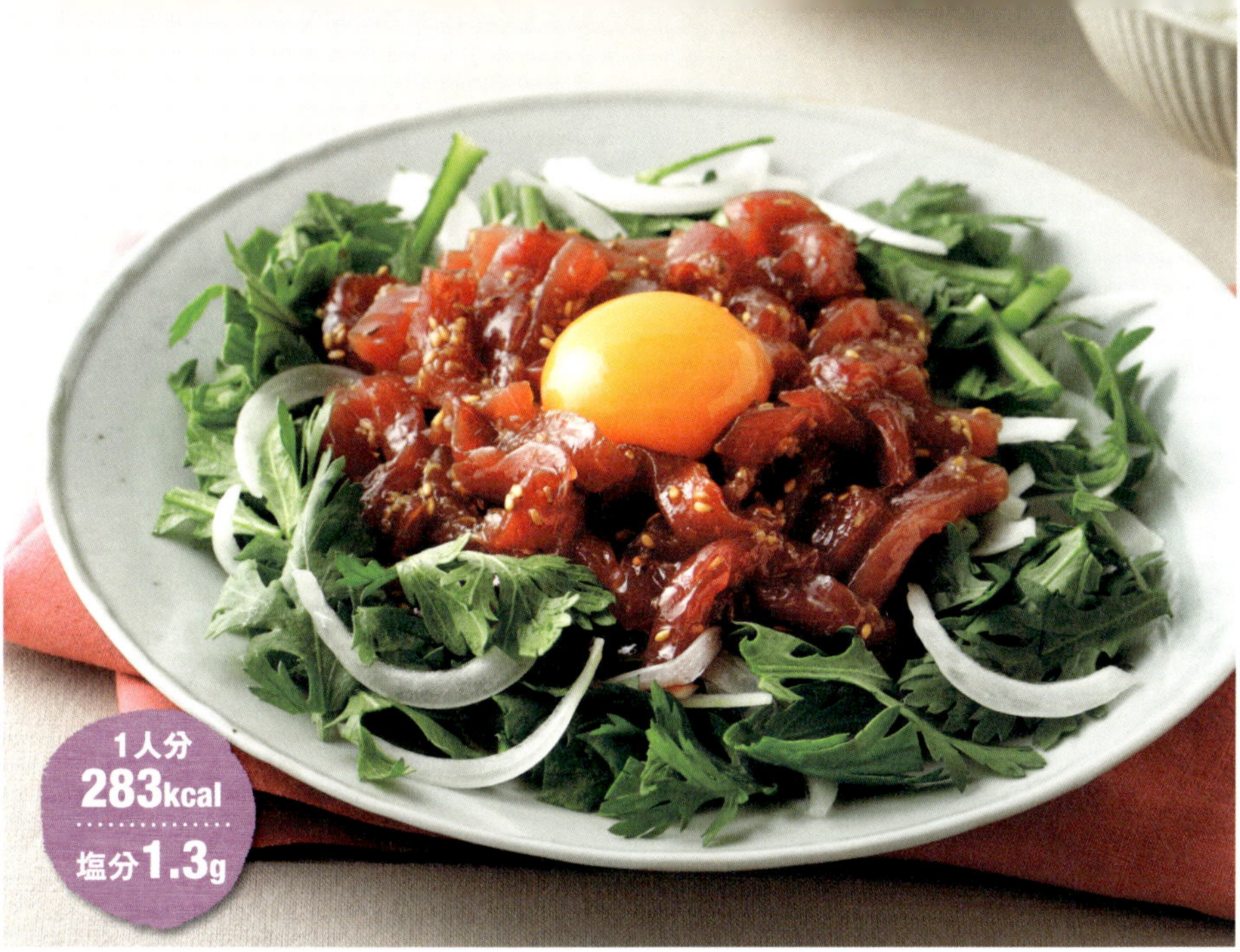

ご飯にのせて食べるのもおすすめ!

まぐろのユッケ風サラダ

材料（2人分）

春菊 …… ⅓わ
玉ねぎ …… ¼個
まぐろ（刺し身用） …… 150ｇ
合わせ調味料［おろししょうが½かけ分　おろしにんにく少々　白いりごま大さじ½　ごま油大さじ2　しょうゆ小さじ2　酢、砂糖各小さじ½］
塩 …… 少々
卵黄 …… 1個分

調理：下条美緒　撮影：安井真喜子

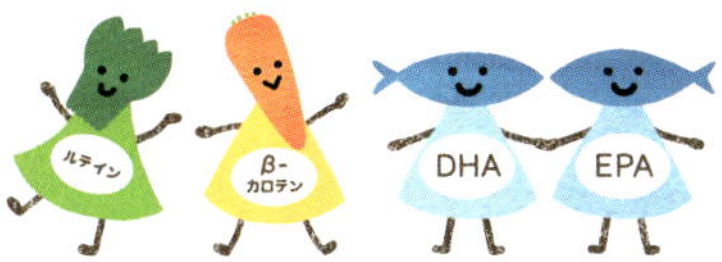

作り方

1 春菊は3㎝長さに切る。玉ねぎは縦薄切りにして水にさっとさらし、ざるにあけて水けをきる。まぐろは5㎜幅の棒状に切る。
2 ボウルにまぐろ、合わせ調味料を入れて混ぜ合わせる。塩で味をととのえる。
3 器に春菊と玉ねぎを軽く混ぜて敷き、2を汁ごとのせ、中央に卵黄をのせる。

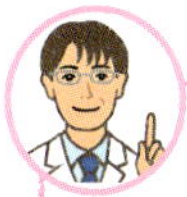

平松先生のプラスαアドバイス

春菊にはβ-カロテンが含まれています。まぐろのDHAも目に効果的。サラダなのでさらりと食べられておすすめです。

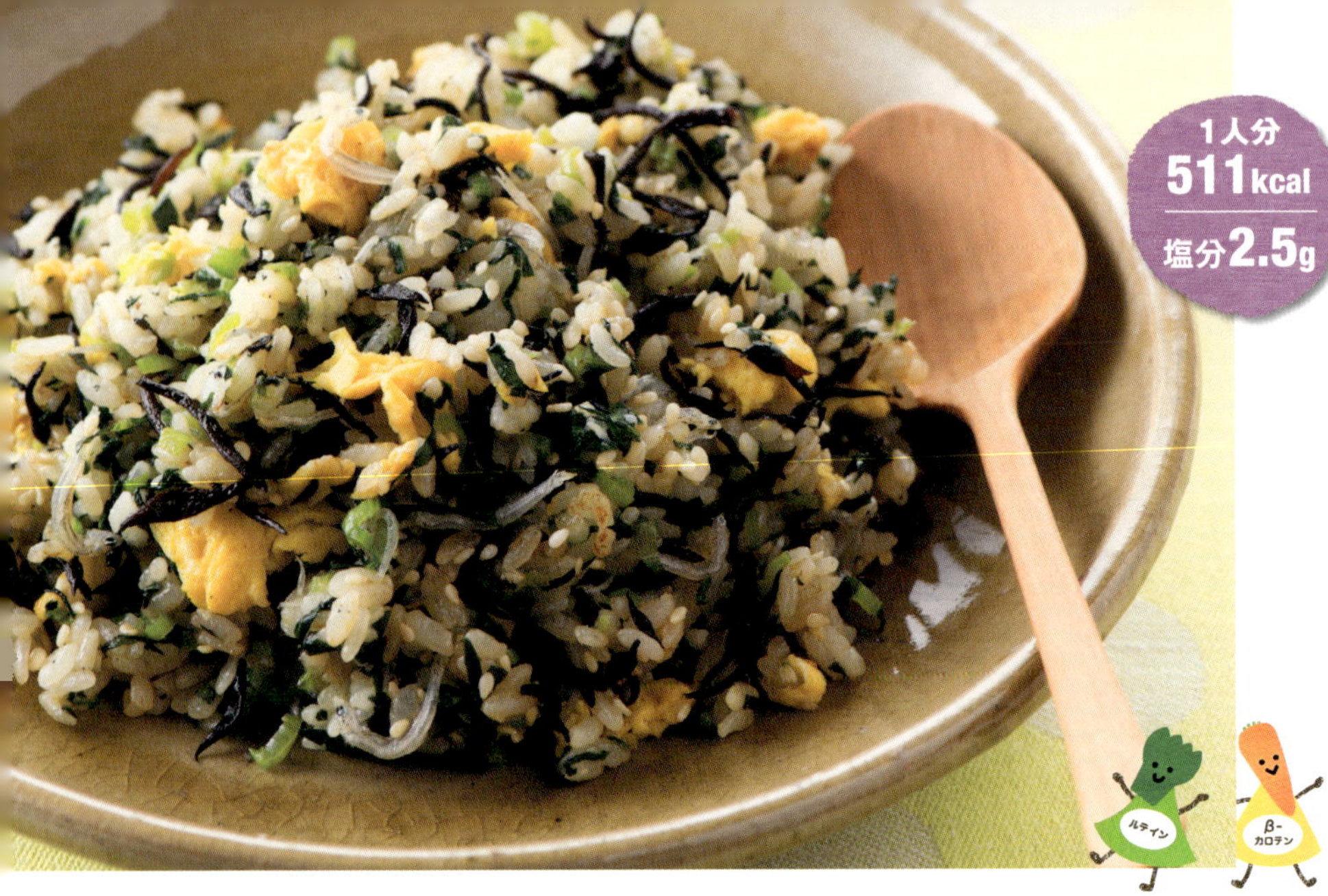

1人分
511kcal
塩分2.5g

じゃこやごまのこうばしさがやみつきになる味

じゃことひじきのごまチャーハン

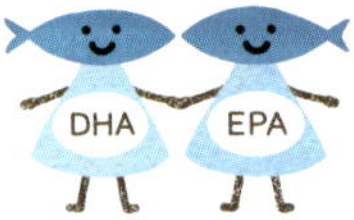

材料（２人分）

乾燥ひじき	５g
小松菜	¾わ（約150g）
サラダ油（卵用）	小さじ１
卵液（溶き卵１個分　塩少々）	
サラダ油	大さじ１
温かいご飯	どんぶり２杯分（約400g）
酒	大さじ½
しょうゆ	大さじ１
塩、こしょう	各適量
ちりめんじゃこ	大さじ３
白いりごま	大さじ１

調理：石原洋子　撮影：千葉 充

作り方

❶ ひじきはたっぷりの水（分量外）でもどし、さっと洗って水けをよくきる。小松菜は葉と軸に切り分け、葉は縦半分に切ってから５㎜長さに切る。軸は５㎜長さに切る。

❷ フライパンに卵用の油を中火で熱し、卵液の材料を混ぜて流し入れる。菜箸で大きく混ぜながら焼き、半熟になったらいったん取り出す。

❸ フライパンをきれいにして油を中火で熱し、小松菜を入れてさっと炒める。ひじきを加えて炒め、油がまわったらご飯を加え、木べらでほぐすように炒め合わせる。❷を戻し入れて卵をくずしながら炒める。酒、しょうゆを鍋肌から回し入れてさっと炒め合わせ、塩、こしょうで味をととのえる。ちりめんじゃこ、ごまを加え、さっと混ぜる。

帆立のうまみがじわっと広がる

ベビー帆立とブロッコリーのコーンシチュー

材料（2人分）

ブロッコリー	½個
玉ねぎ	½個
バター	10ｇ
ベビー帆立	150ｇ
小麦粉	小さじ1
牛乳	1カップ
クリームコーン缶	小1缶（約180ｇ）
洋風スープの素（顆粒）	小さじ1
こしょう	少々

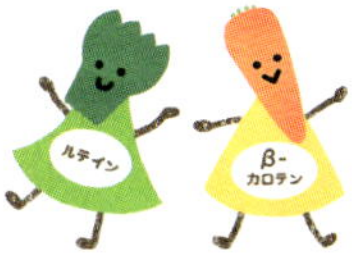

作り方

❶ ブロッコリーは小房に分けて耐熱皿に入れ、ふんわりとラップをかけて電子レンジで約2分加熱する。玉ねぎは縦薄切りにする。

❷ フライパンにバターを中火で溶かし、玉ねぎをしんなりするまで炒める。ベビー帆立、小麦粉を加え、粉っぽさがなくなるまで炒める。

❸ 牛乳、クリームコーン缶、❶のブロッコリー、スープの素、こしょうを加え、約2分煮る。

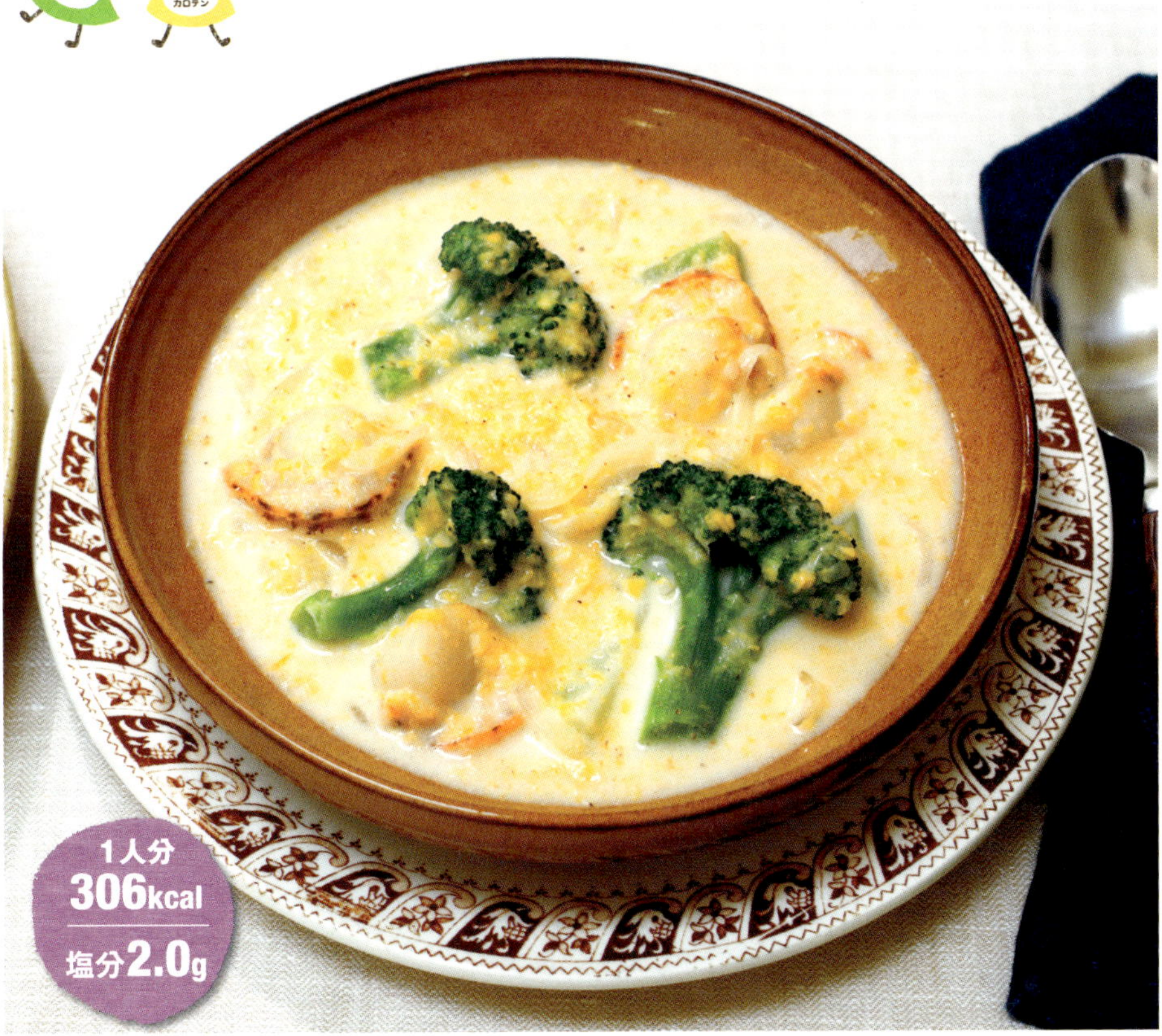

1人分
306kcal
塩分2.0g

調理：秋元 薫　撮影：澤木央子

カリッと焼いたぶりに、スタミナあんがよく合う！

ぶりのにらもやしあん炒め

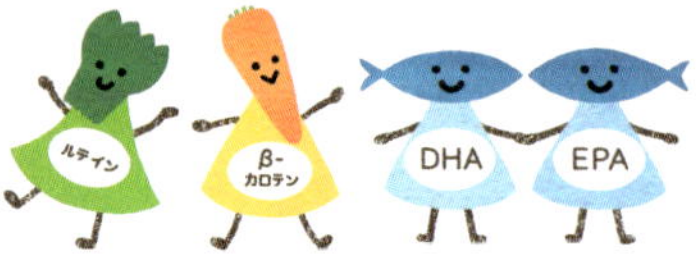

材料（２人分）

にら	１わ
ぶり	２切れ
塩	小さじ⅓
こしょう	少々
サラダ油	大さじ½
片栗粉	適量
もやし	½袋（約100ｇ）
合わせ調味料［酒大さじ１　片栗粉、しょうゆ各小さじ１　塩、砂糖各小さじ⅓　こしょう少々　水大さじ４］	
ごま油	小さじ½

作り方

1 にらは４～５cm長さに切る。ぶりは１cm厚さのそぎ切りにし、塩をふって約10分おく。水けをペーパータオルでふき、こしょうをふる。

2 フライパンに油を中火で熱し、ぶりに片栗粉を薄くまぶして並べ入れる。両面を３～４分かけてこんがりと焼き、いったん取り出す。

3 フライパンの油をペーパータオルでふき、中火で熱してにら、もやしをさっと炒める。合わせ調味料を加え、混ぜながら煮立ててとろみをつけ、ぶりを戻し入れる。ごま油を加えて混ぜる。

１人分
288kcal
塩分2.1g

調理：藤井 恵　撮影：木村 拓

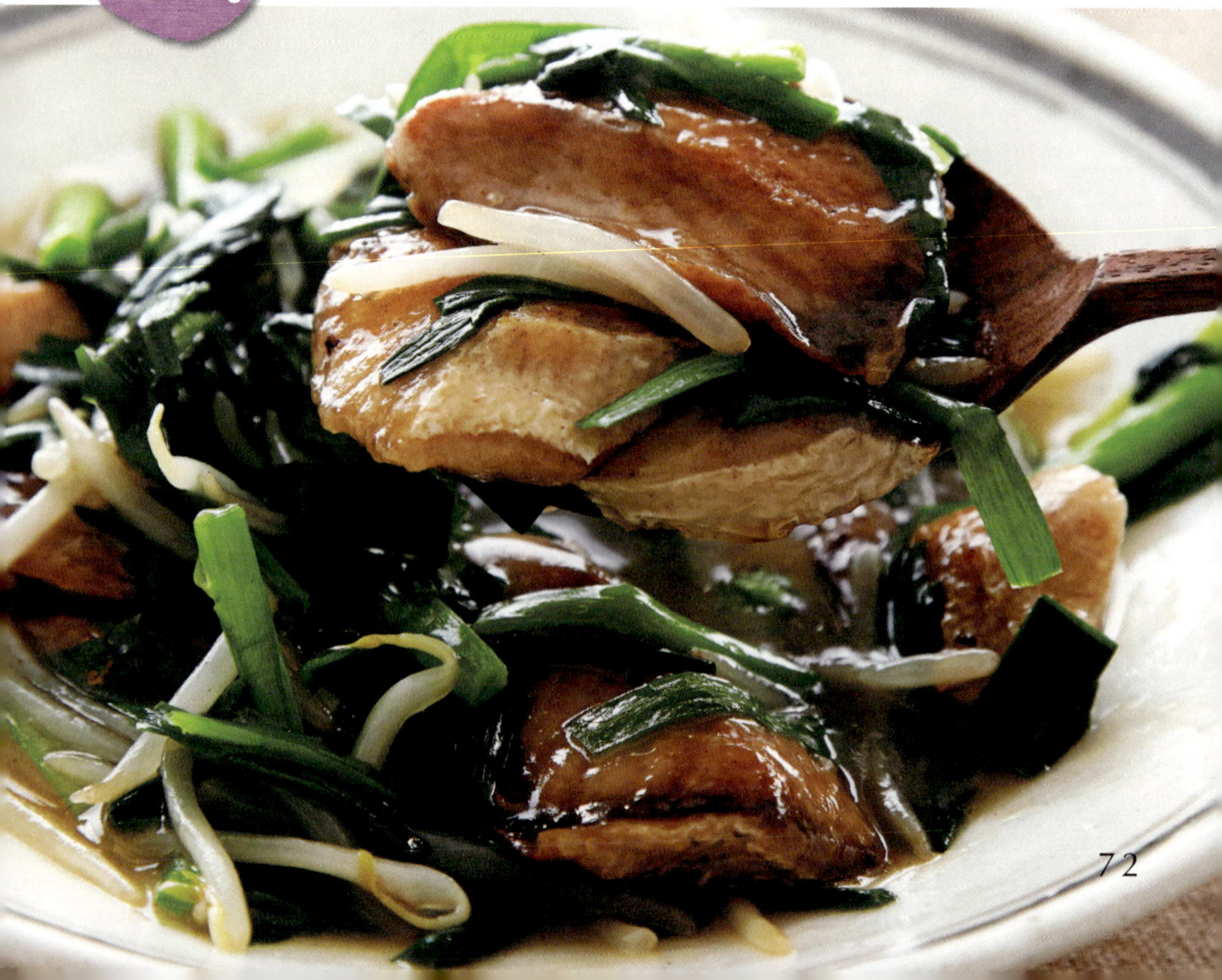

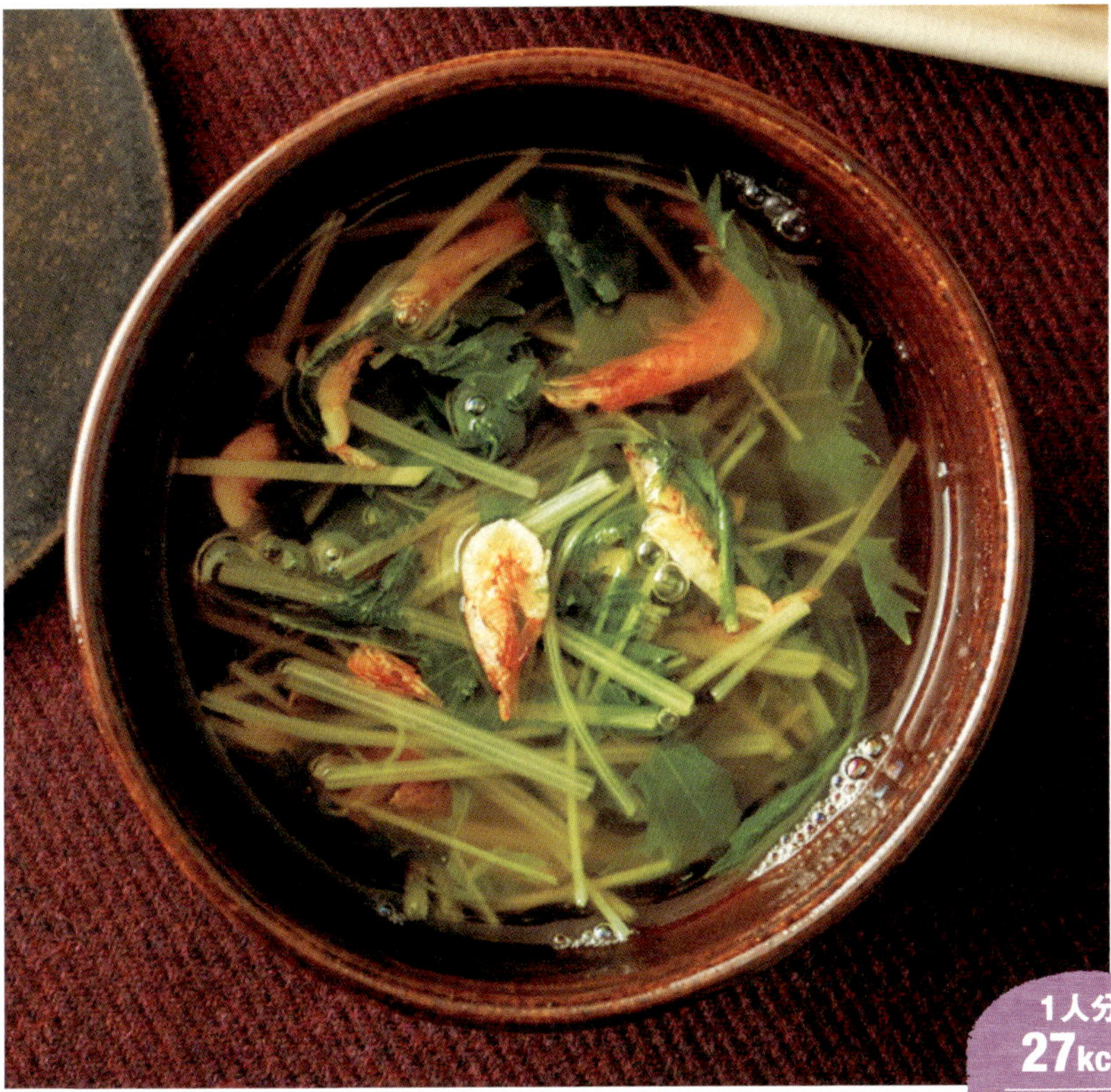

1人分
27kcal
塩分1.8g

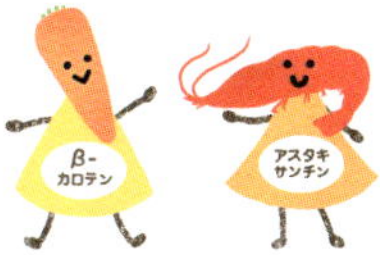

シャキシャキ食感としょうがの風味でリフレッシュ

水菜と桜えびのスープ

材料（2人分）

水菜	½わ
とりガラスープの素	小さじ1
水	2カップ
桜えび	5g
しょうがの細切り	1かけ分
しょうゆ	小さじ½
塩	小さじ¼
こしょう	少々

作り方

1. 水菜は3～4㎝長さに切る。
2. 鍋にスープの素、水、桜えび、しょうがの細切りを入れて中火にかける。ひと煮立ちしたら1を加え、約5分煮る。しょうゆ、塩、こしょうを加える。

調理：牛尾理恵　撮影：邑口京一郎

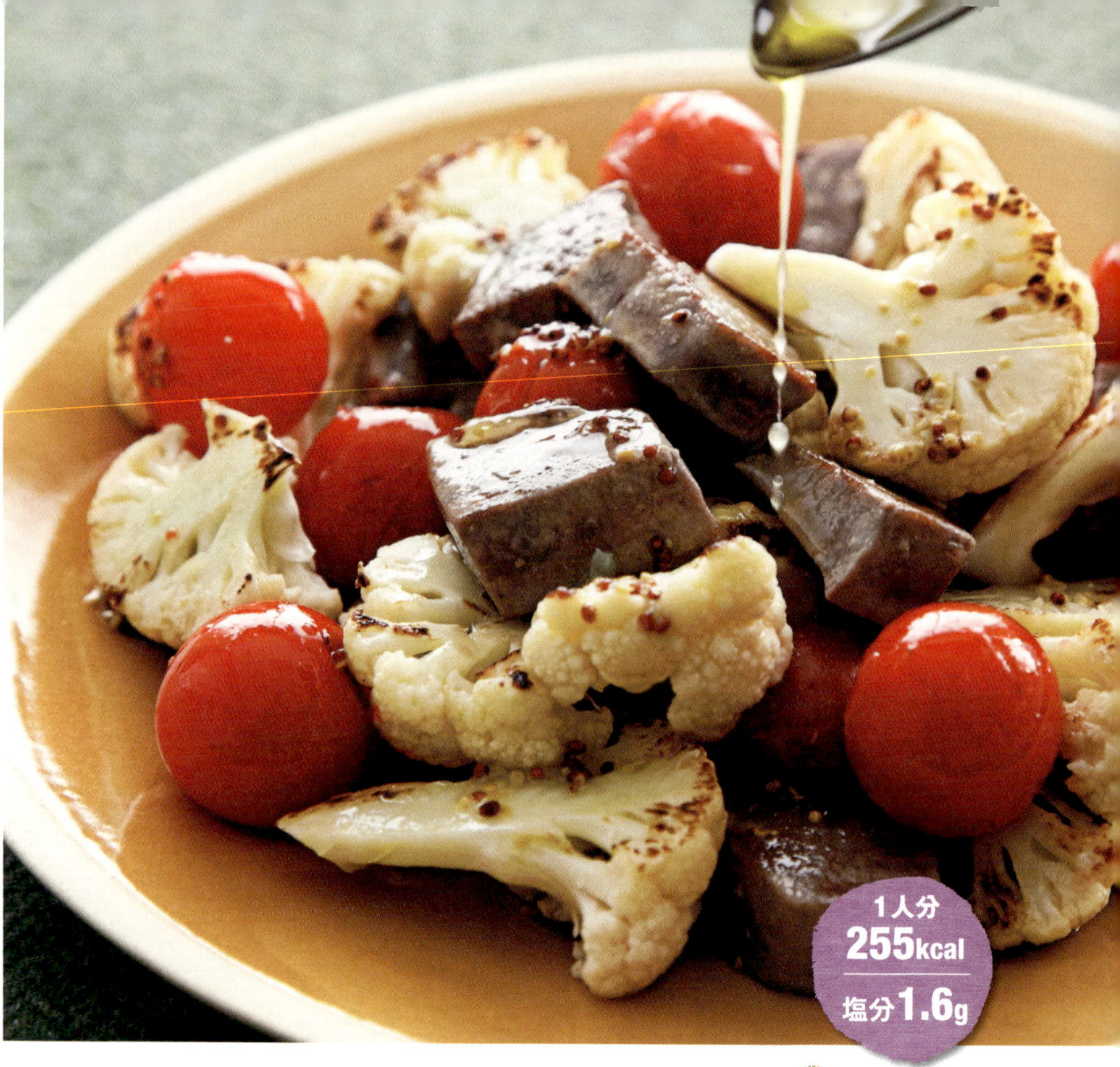

さっと焼くのがおいしいあんばい

まぐろとカリフラワーの焼きサラダ

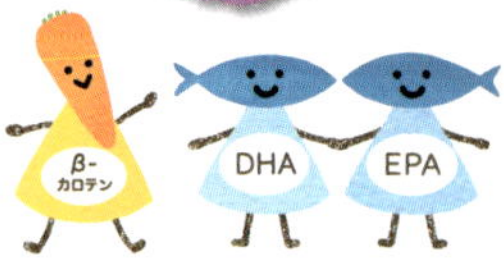

材料（２人分）

カリフラワー …………………… ½個
まぐろ（刺し身用） ……………150ｇ
下味（塩、こしょう各少々）
サラダ油 ………………… 大さじ½
ミニトマト …………………… 10個
ドレッシング［おろしにんにく½片分
白ワインビネガー（または酢）大さじ１
オリーブ油大さじ１½　粒マスタード
小さじ１　塩小さじ⅓］

作り方

❶ カリフラワーは小房に分け、さらに縦２～３等分に切る。まぐろは一口大に切り、下味をふる。

❷ フライパンに油を中火で熱し、❶、ミニトマトを入れ、さっと焼く。

❸ 器に盛り、ドレッシングの材料を混ぜてかける。

調理：藤井 恵　撮影：木村 拓

温泉卵をソースのようにからめて食べて

ブロッコリーの巣ごもりシーザーサラダ

材料（２人分）

ブロッコリー ………… ½個（約150ｇ）
温泉卵 ……………………………… ２個
ドレッシング［牛乳、マヨネーズ各大さじ１　おろしにんにく½片分　酢小さじ１　塩少々］
粉チーズ ……………………… 小さじ１
粗びき黒こしょう ……………… 少々

１人分
152kcal
塩分0.7g

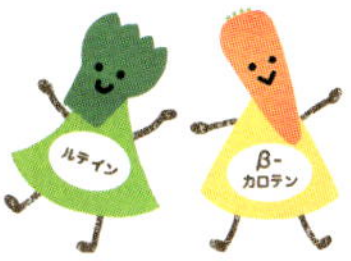

作り方

❶ ブロッコリーは小房に分け、水（分量外）にくぐらせてから耐熱皿に入れてふんわりとラップをかけ、電子レンジで約２分加熱する。

❷ 器に❶を半量ずつドーナッツ形に盛り、中央に温泉卵をのせる。ドレッシングの材料を混ぜ合わせてかけ、粉チーズとこしょうをふる。

調理：牛尾理恵　撮影：宗田育子

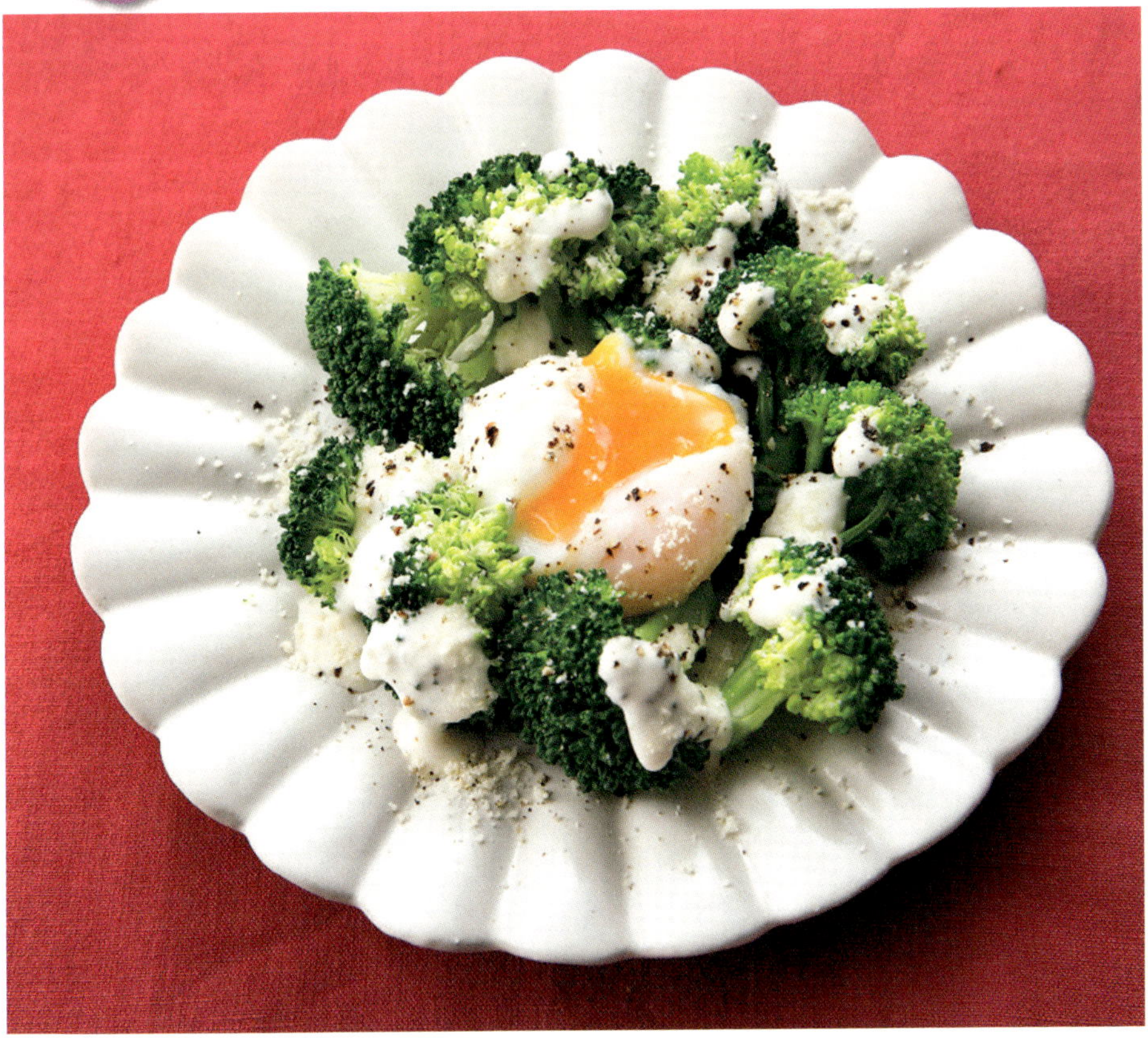

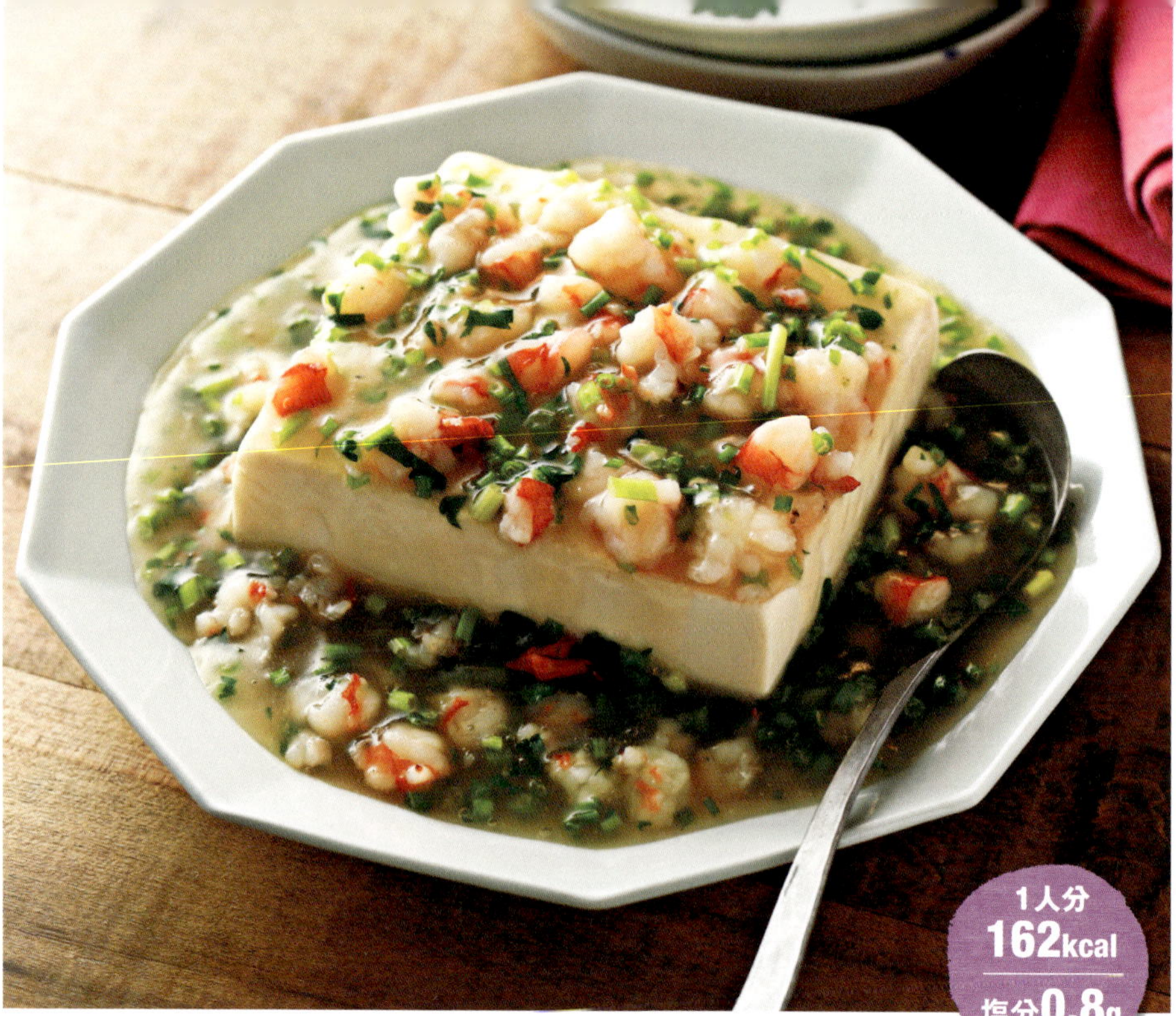

1人分
162kcal
塩分0.8g

豆腐の温めはレンジでスピーディーに

豆腐の中華風えびあんかけ

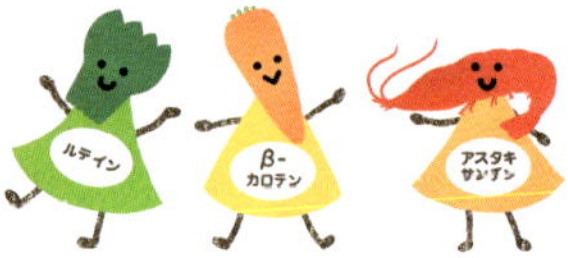

材料（2人分）

せり……………………………¼わ
えび……………………………4尾
絹ごし豆腐……………………1丁
スープ［酒大さじ1　砂糖小さじ1　中華スープの素小さじ½　塩小さじ¼　水½カップ］
水溶き片栗粉（片栗粉、水各大さじ½）
ごま油……………………小さじ1

調理：脇 雅世　撮影：高杉 純

作り方

1 せりは小口切りにする。えびは殻をむき、背わたを取って粗みじんに切る。絹ごし豆腐は水けをふいて耐熱皿にのせる。ふんわりとラップをかけて電子レンジで約2分加熱し、そのまま約1分蒸らして、再び約2分加熱する。

2 鍋にスープの材料を入れて混ぜ、中火にかける。煮立ったらえびを加えて1〜2分煮る。水溶き片栗粉を加えてとろみをつけ、ごま油を加える。せりを加えてひと煮立ちさせる。

3 器に豆腐を盛り、2をかける。

だし汁たっぷりでほっとする味

小松菜のしめじじゃこびたし

材料(２人分)

小松菜	１わ(約200ｇ)
しめじ	１パック(約100ｇ)
ちりめんじゃこ	20ｇ
しょうがのせん切り	⅓かけ分
だし汁	１カップ
酒、しょうゆ	各大さじ１
みりん	小さじ２

作り方

1. 小松菜は４cm長さに切り、しめじは小房に分ける。
2. 耐熱ボウルに、1、ちりめんじゃこ、しょうが、だし汁、酒、しょうゆ、みりんを入れ、ラップをかけて電子レンジで約７分加熱する。
3. 取り出して、さっと混ぜ合わせる。

調理：伊藤晶子　撮影：広瀬貴子

１人分
58kcal
塩分2.1g

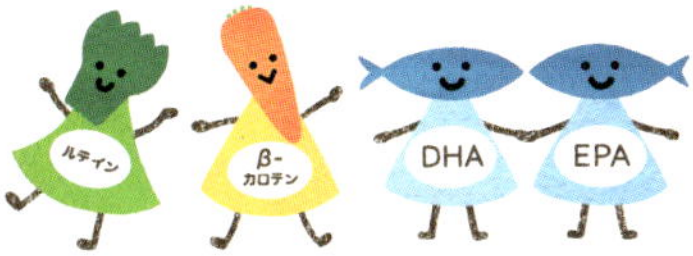

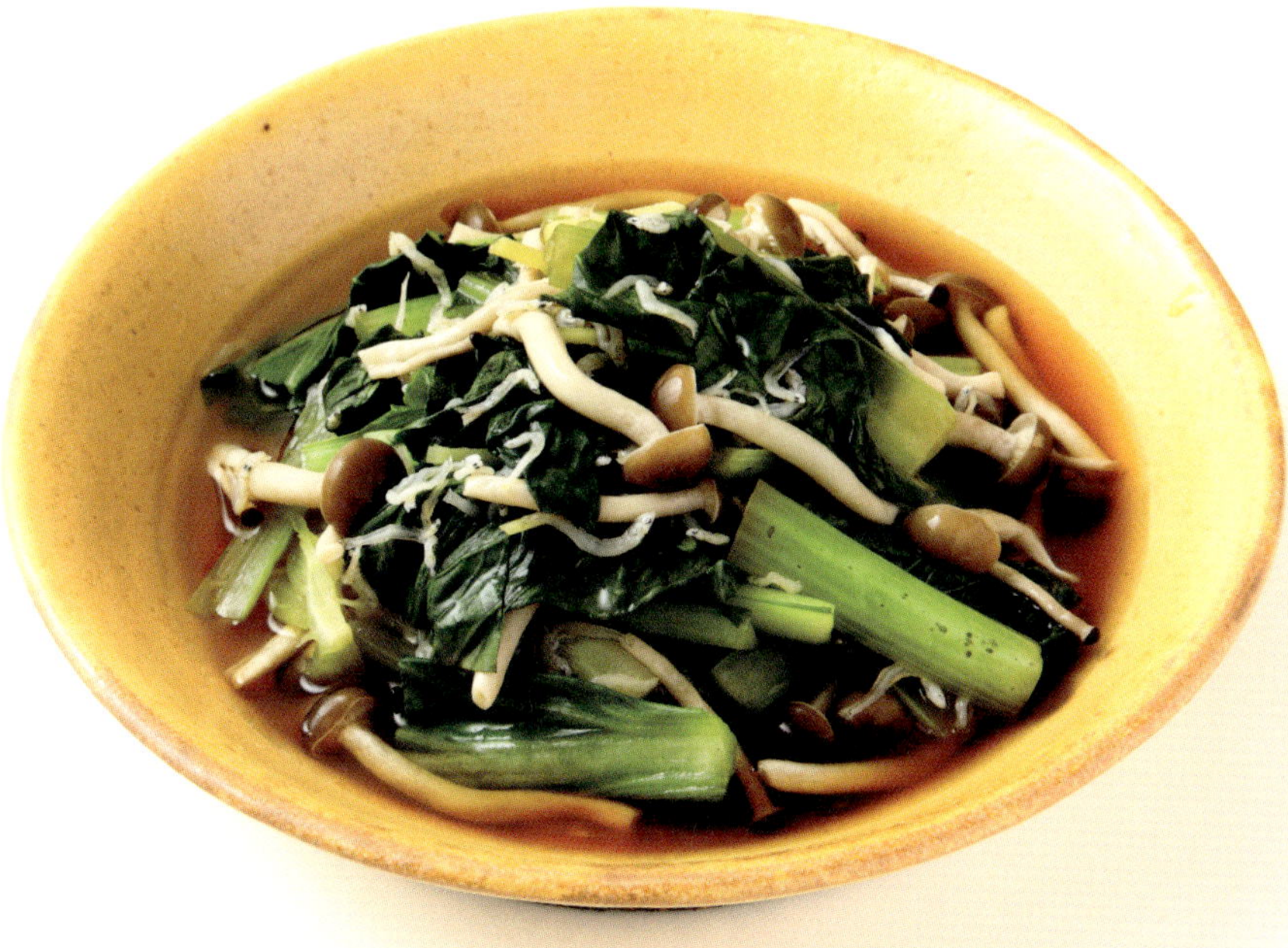

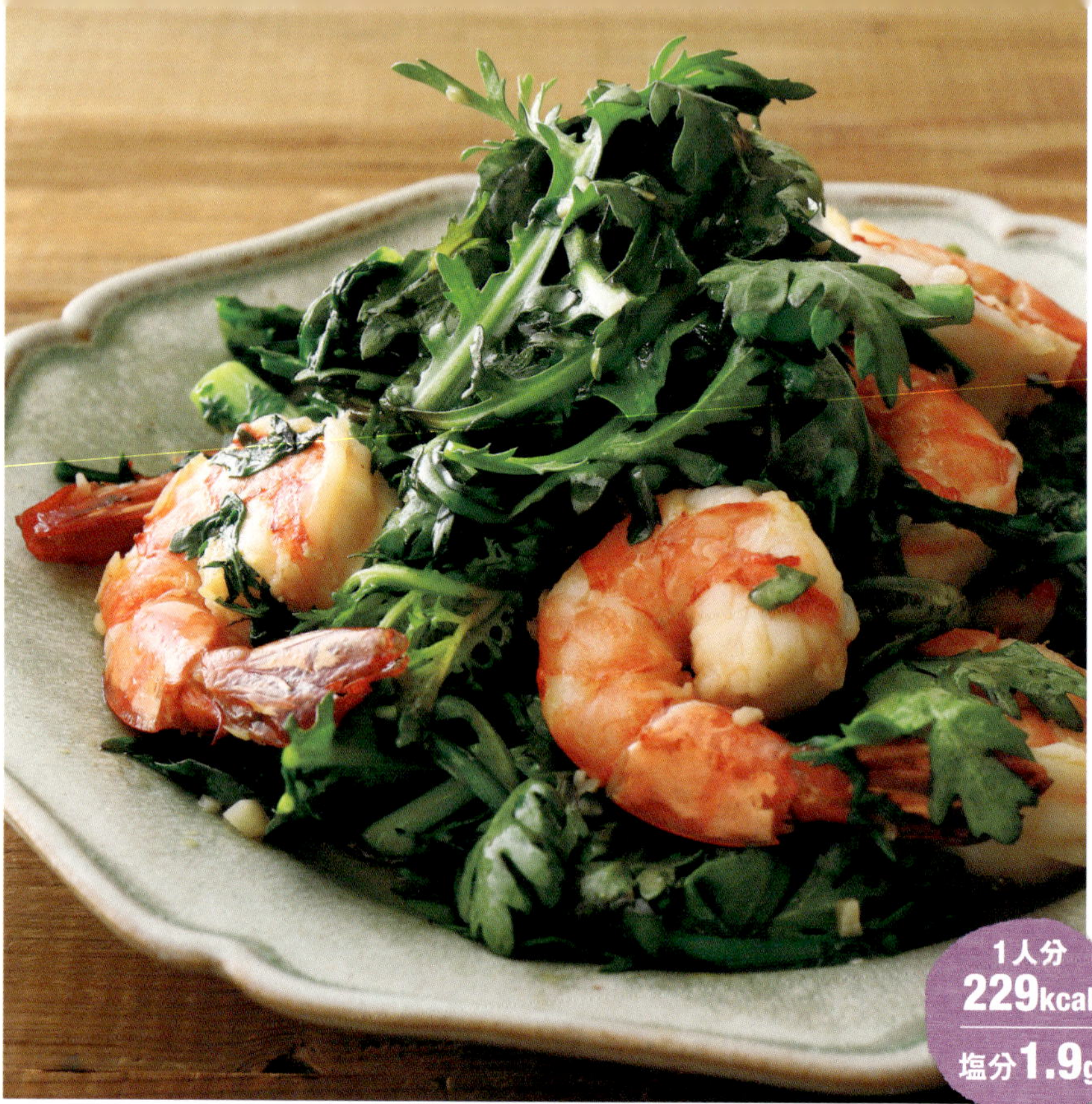

1人分
229kcal
塩分1.9g

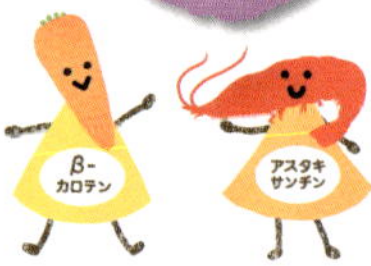

春菊そのもののおいしさが味わえる

春菊とえびのガーリック炒め

材料（２人分）

春菊 …………… 大１わ（約250ｇ）
えび …………… ８尾
下味（酒大さじ２　塩小さじ½）
オリーブ油 …………… 大さじ２
にんにくのみじん切り …………… ２片分
しょうゆ …………… 小さじ１
塩 …………… 少々

調理：コウケンテツ　撮影：日置武晴

作り方

1 春菊は４～５cm長さに切り、葉と茎に分ける。えびは尾側の１節を残して殻をむき、背に切り目を入れ、あれば背わたを除く。下味をふり、約５分おく。水で洗い、ペーパータオルでふく。

2 フライパンにオリーブ油、にんにくを入れて弱火にかける。にんにくがうすく色づいたら中火にし、えびを加えて炒める。えびの色が変わったら、春菊の茎を加えてさっと炒める。油がまわったら、しょうゆを回しかけ、火を止める。春菊の葉、塩を加えてさっと混ぜる。

やさしい味わいと食感

せりのかきたま汁

材料（２人分）

せり	½わ
だし汁	２カップ
しょうゆ、みりん	各小さじ１
塩	小さじ¼
溶き卵	１個分

1人分
55kcal
塩分1.5g

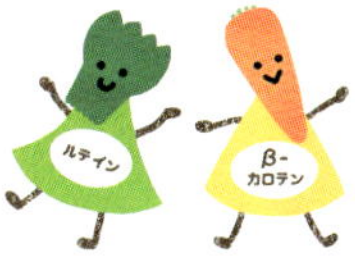

作り方

1. せりは１㎝長さに切る。
2. 鍋にだし汁、しょうゆ、みりん、塩を入れ、中火にかける。せりを加え、ひと煮立ちしたら火を止める。
3. 溶き卵を流し入れて再び弱火にかけ、卵が浮いてくるまで煮る。器に盛り、好みでゆずこしょうをのせても。

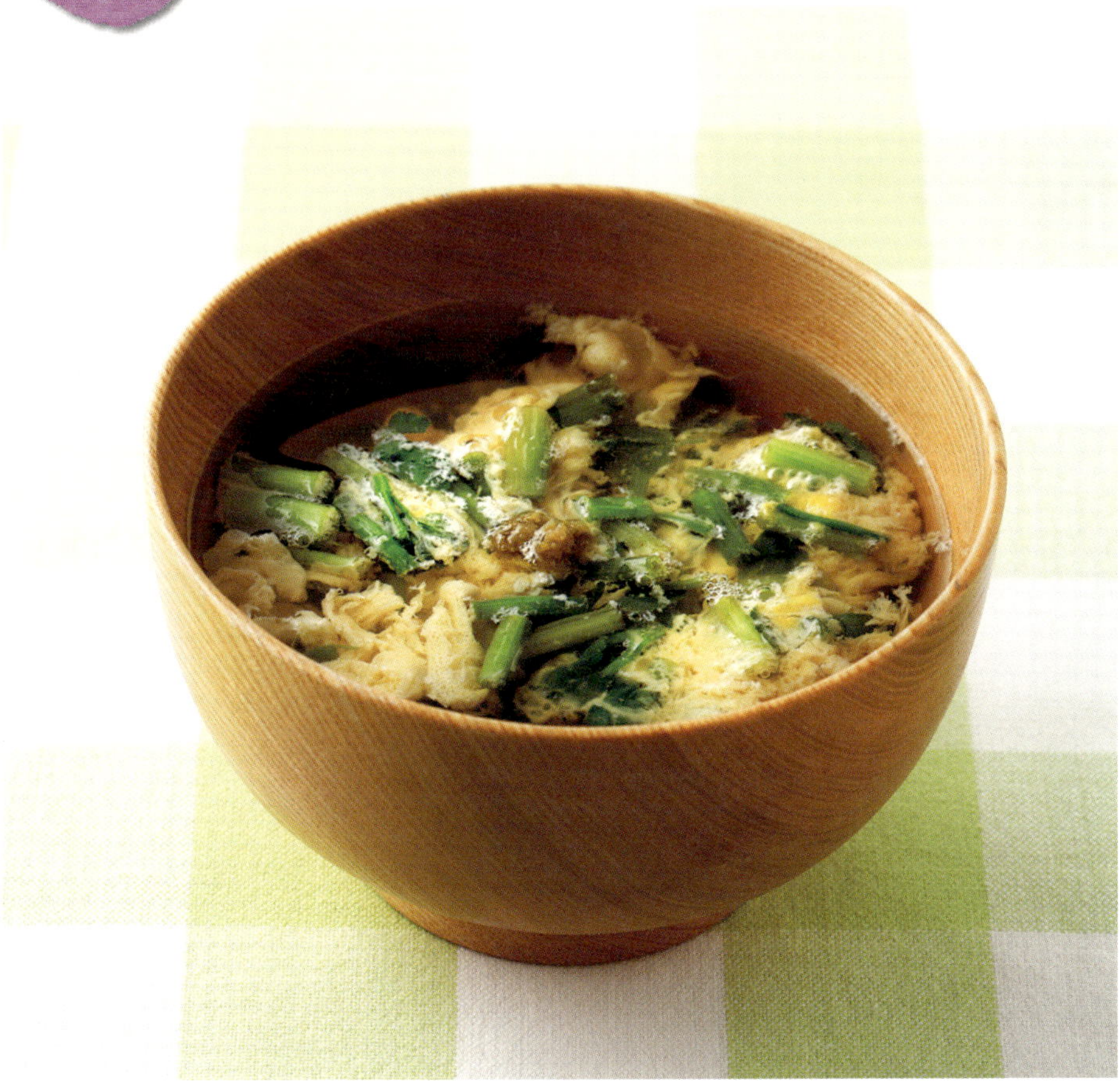

調理：下条美緒　撮影：安井真喜子

一年中OK

季節を問わず、一年中出回っている食材。意識的に食事に取り入れれば、いつでもおいしく、目に必要な栄養素がとれます。

冷凍食品や缶詰などを利用すれば、時短でおいしく栄養がとれる

いつでも手に入る、にんじんやアボカド、卵、コーン缶などにはルテインが豊富。にんじんにはβ-カロテンも豊富です。緑黄色野菜にはβ-カロテンが多く、本来は夏が旬ですが、トマトやピーマンは一年中出回っています。脇役の小ねぎや、パセリなども、実はβ-カロテンが豊富です。

桜えびや鮭にはアスタキサンチン、さば缶には、DHA・EPAが含まれています。コーンやほうれん草などのルテインが豊富な食材は、冷凍食品も多く出回っています。

冷凍の食材や素材の缶詰を上手に利用すれば手間が省けて、手軽に目に必要な栄養素をとることができます。簡単なことが長続きのコツ。ぜひ、取り入れてみてください。

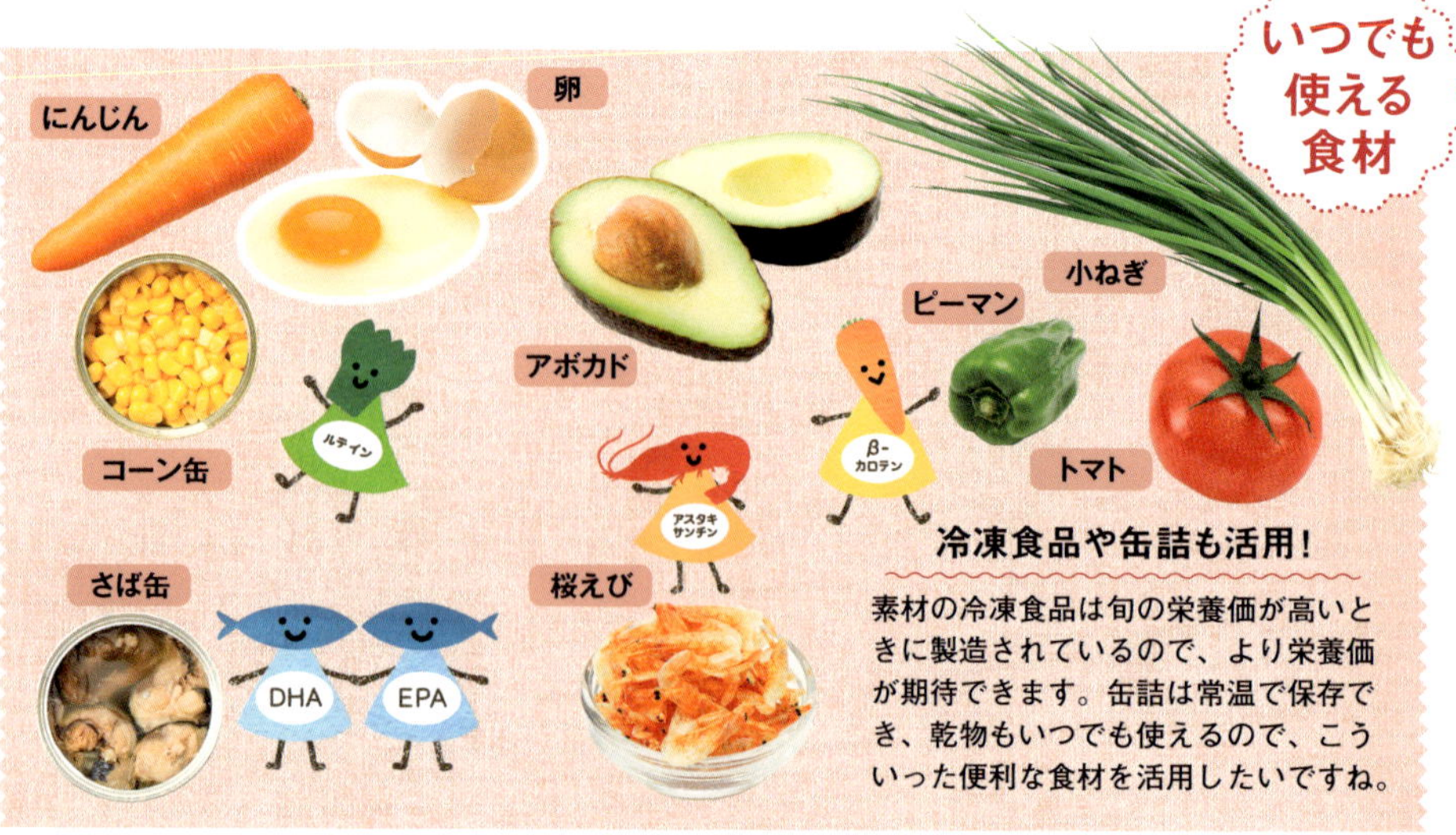

冷凍食品や缶詰も活用！

素材の冷凍食品は旬の栄養価が高いときに製造されているので、より栄養価が期待できます。缶詰は常温で保存でき、乾物もいつでも使えるので、こういった便利な食材を活用したいですね。

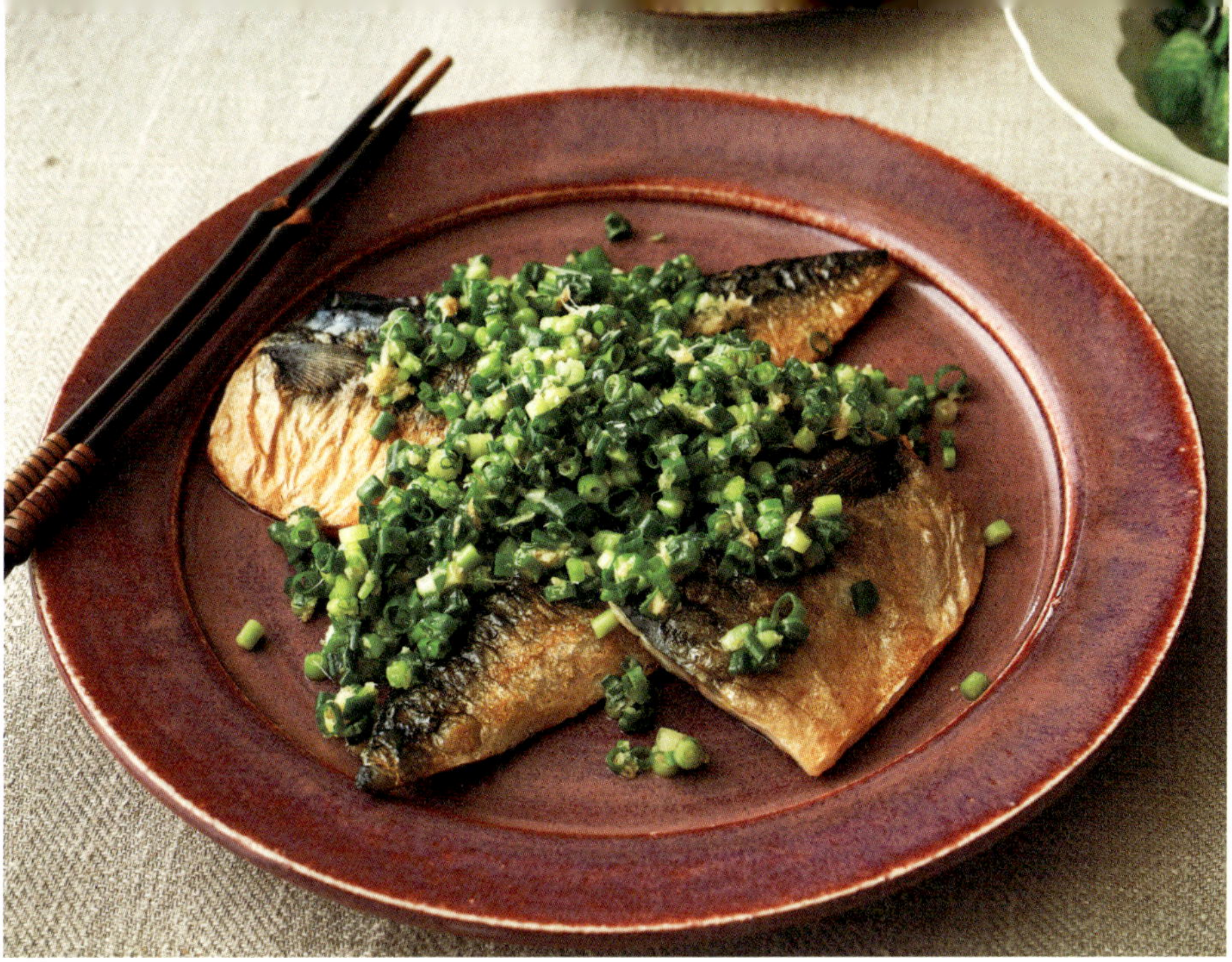

さばの脂にさっぱりねぎだれが合う

塩さばのソテーねぎ塩だれかけ

材料（２人分）

小ねぎ……………………………⅖束
おろししょうが……………２かけ分
ごま油……………………大さじ½
塩 ………………………小さじ¼
こしょう ………………………少々
塩さば（半身） ……２枚（200～240ｇ）
サラダ油 …………………大さじ½

調理：重信初江　撮影：邑口京一郎

作り方

❶ 小ねぎは小口切りにしてボウルに入れ、おろししょうが、ごま油、塩、こしょうを加え、混ぜる。

❷ 塩さばは水けがあれば、ペーパータオルで押さえて吸わせてから、半分に切る。フライパンにサラダ油を中火で熱し、身を下にして並べ入れ、約２分焼く。上下を返し、火が通るまでさらに２～３分焼く。

❸ 器に盛り、❶をかける。

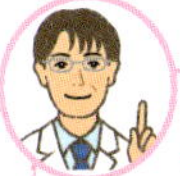

平松先生のプラスαアドバイス

さばに含まれるDHAが目に効果的。ねぎのたれは、脂が多い場合はさっぱりと食べられ、焼き過ぎてパサついてしまったときも、おいしく食べられますよ。

１人分
502kcal
塩分3.4g

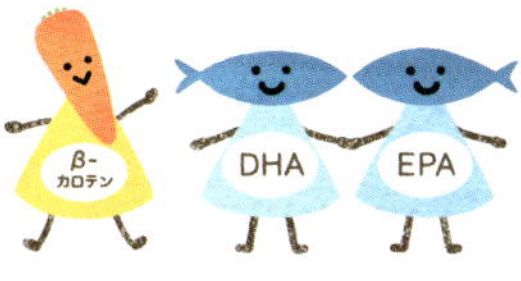

アボカドと卵黄でマイルドな辛みに

アボカドキムチ丼

材料（２人分）

アボカド ……………………………… １個
白菜キムチ …………………………… 50ｇ
焼きのり ……………………………… １枚
ごま油 ………………………………… 大さじ½
しょうゆ ……………………………… 小さじ１
温かいご飯 ………………………… 茶碗２杯分
卵黄 …………………………………… ２個分

1人分
471kcal
塩分**1.0g**

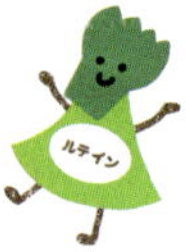

作り方

❶ アボカドは縦半分に切り、横１㎝幅に切る。白菜キムチは大きければ、食べやすい大きさに切る。焼きのりは食べやすくちぎる。

❷ ボウルにごま油、しょうゆを入れ、アボカド、キムチを加えてあえる。

❸ どんぶりにご飯を盛り、のり、❷の順にのせる。まん中を少しくぼませて卵黄をのせる。

調理：小林まさみ　撮影：邑口京一郎

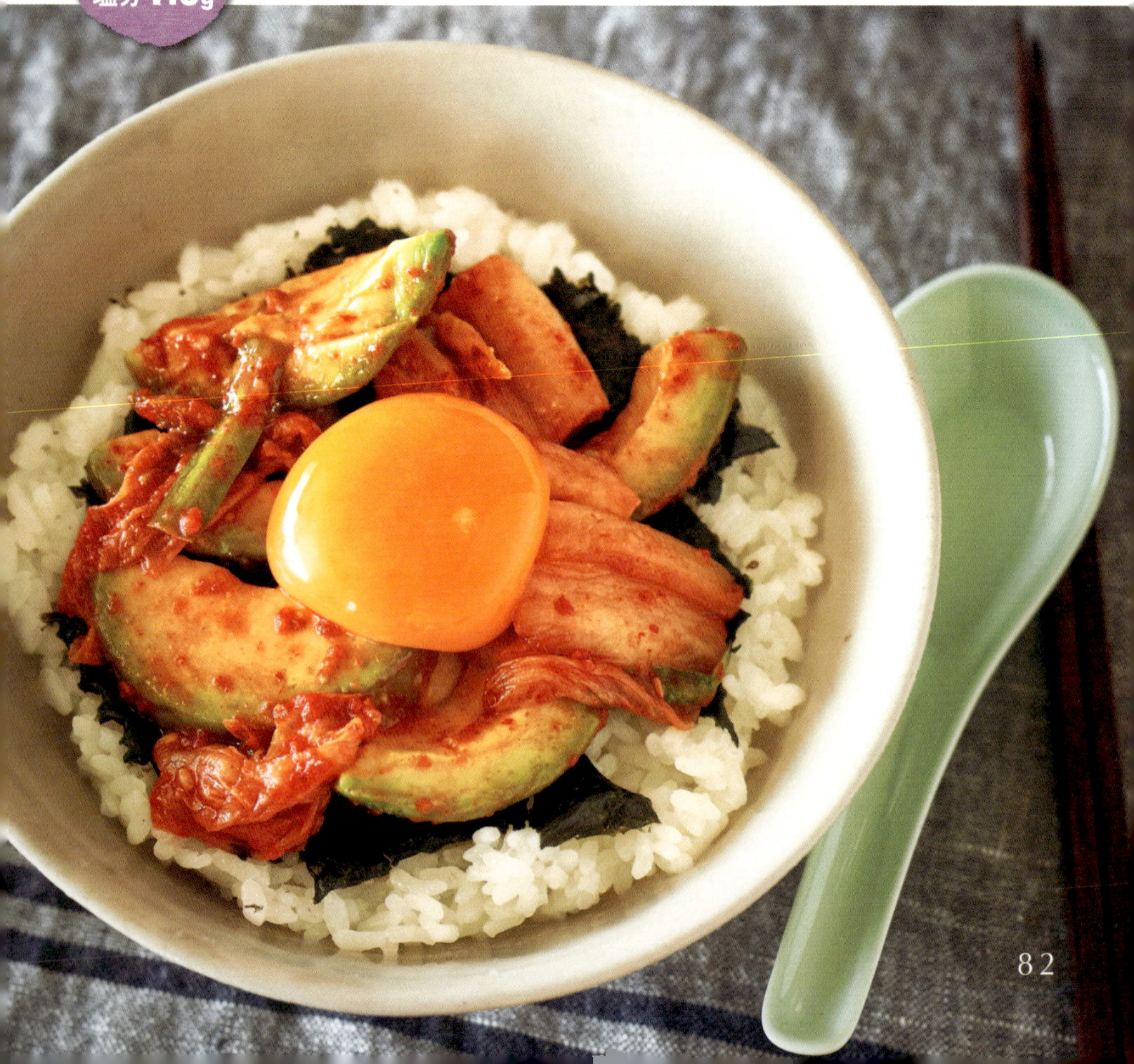

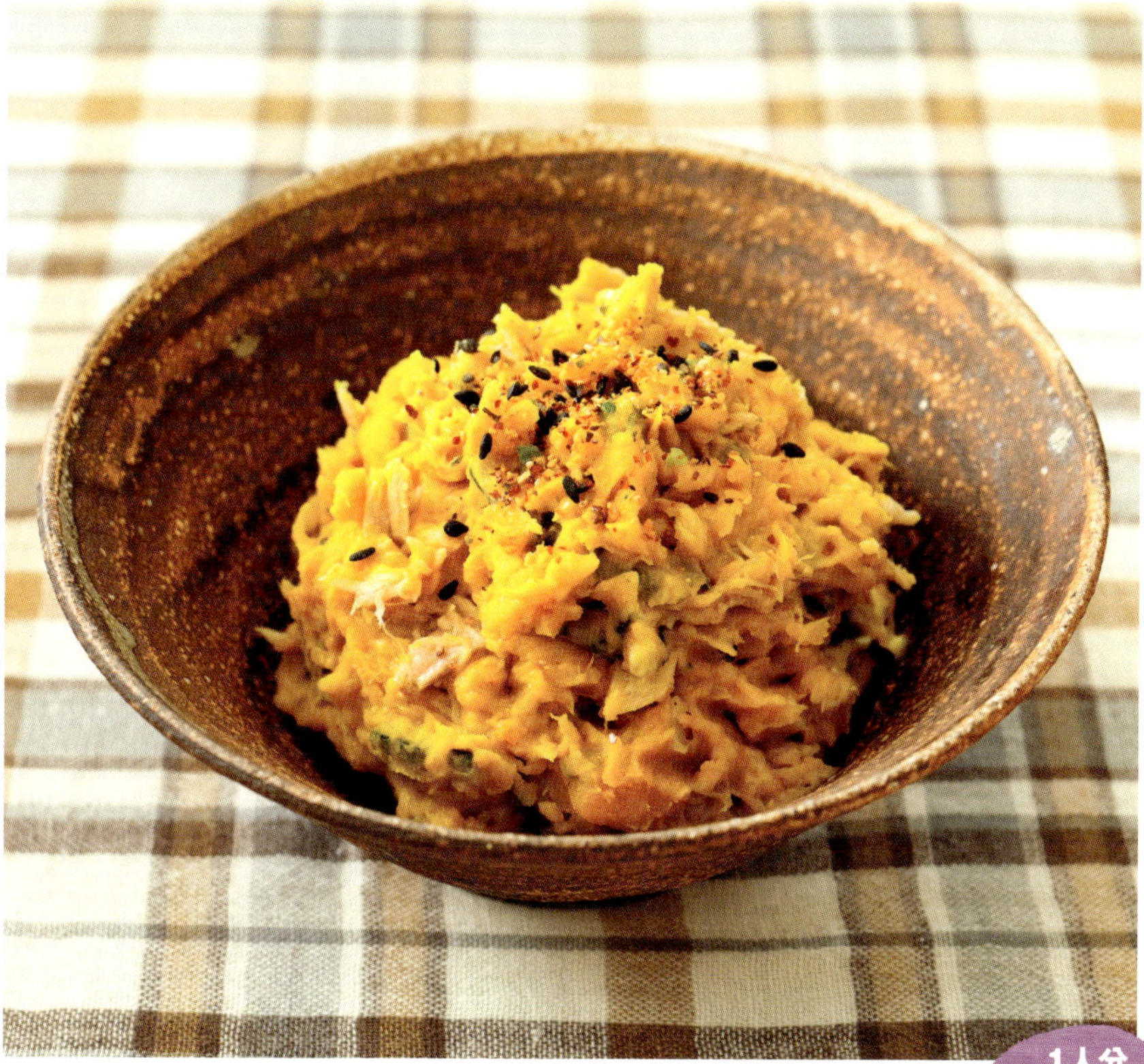

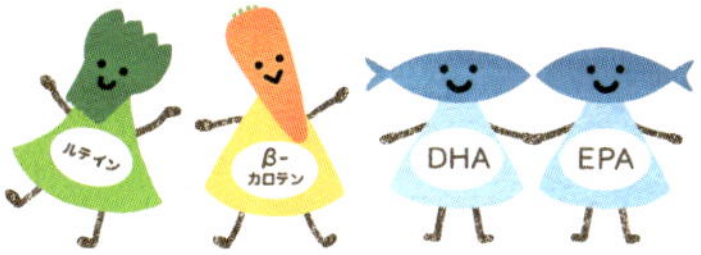

1人分
170kcal
塩分0.3g

相性バツグンの組み合わせ

かぼちゃとツナの和風マヨサラダ

材料（２人分）

かぼちゃ ………… ⅛個（正味約180ｇ）
ツナ缶 ………………… 小½缶（約35ｇ）
マヨネーズ …………………… 大さじ１
酢 ……………………………… 大さじ½
七味とうがらし …………………… 少々

作り方

1 かぼちゃは縦半分に切って、さらに横半分に切る。耐熱ボウルに入れてふんわりとラップをかけて、電子レンジで約４分加熱する。フォークでなめらかにつぶす。

2 ツナの缶汁をきって加え、マヨネーズ、酢も加えて混ぜ、器に盛って七味をふる。

調理：井原裕子　撮影：鈴木泰介

まぐろを甘辛だれにからめて

まぐろのポキ風サラダずし

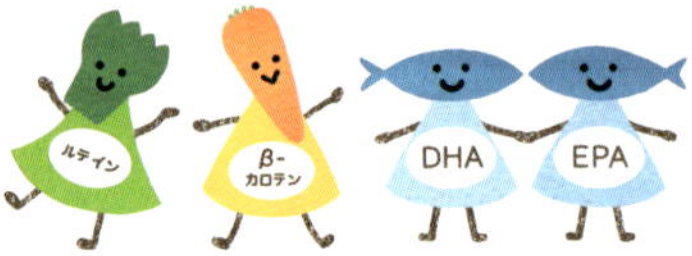

材料（２人分）

アボカド …………………… 1個
小ねぎ …………………… ¼束
温かいご飯 …………………… 300ｇ
すし酢［酢大さじ１½　砂糖小さじ１
　塩少々］
ごま油、しょうゆ …………… 各大さじ１½
砂糖 …………………… 小さじ１
豆板醤 …………………… 小さじ¼
まぐろ赤身切り落とし …………… 150ｇ
白いりごま …………………… 少々

作り方

❶ アボカドは縦半分に切って薄い半月切りにする。小ねぎは３㎝長さに切る。温かいご飯にすし酢を混ぜ、粗熱をとる。

❷ ボウルにごま油、しょうゆ、砂糖、豆板醤を混ぜ、まぐろ赤身切り落とし、小ねぎを加えてあえる。

❸ 器に酢飯、アボカド、❷のまぐろを盛り、小ねぎ、ごまを散らす。

調理：市瀬悦子　撮影：高杉 純

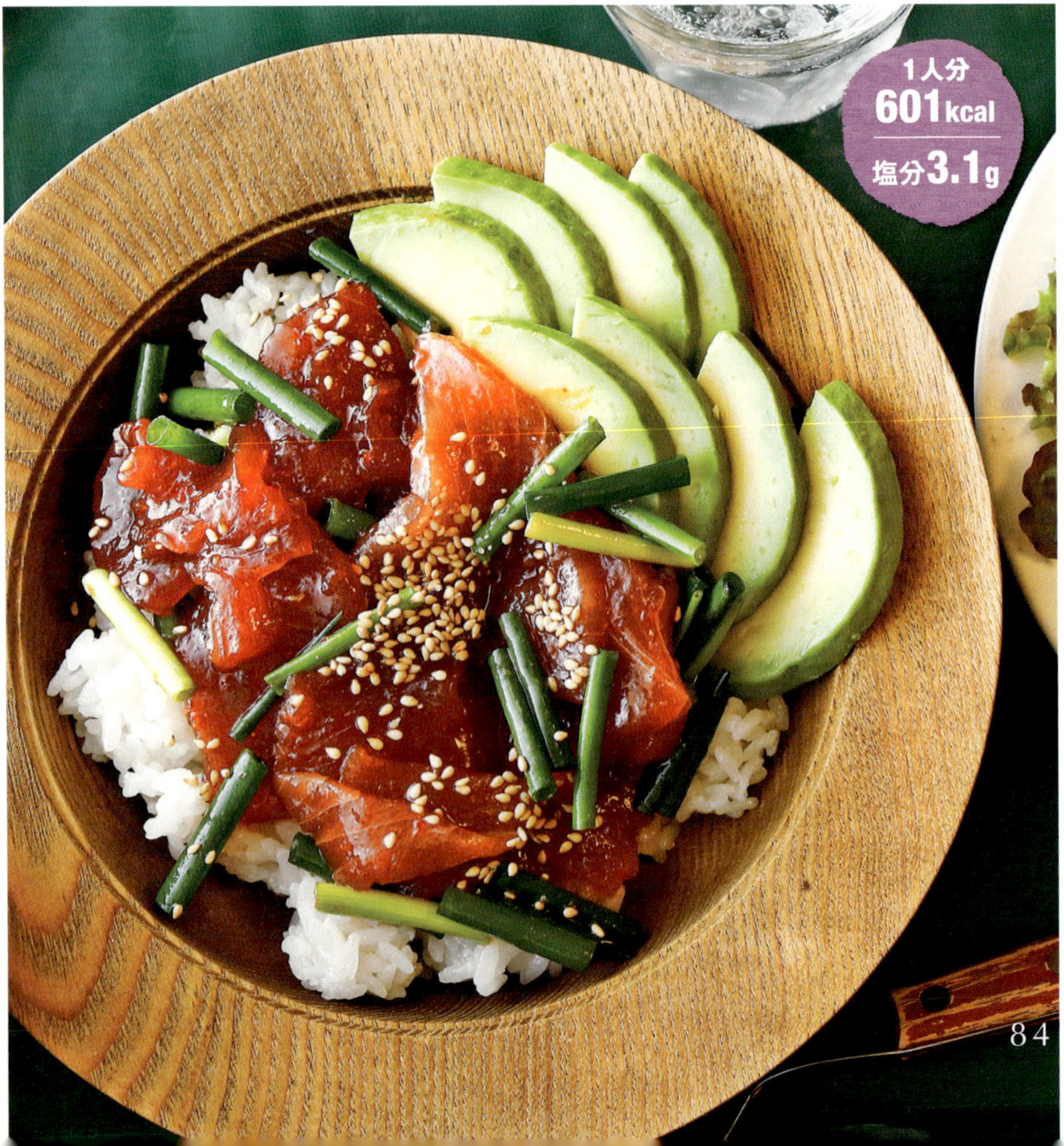

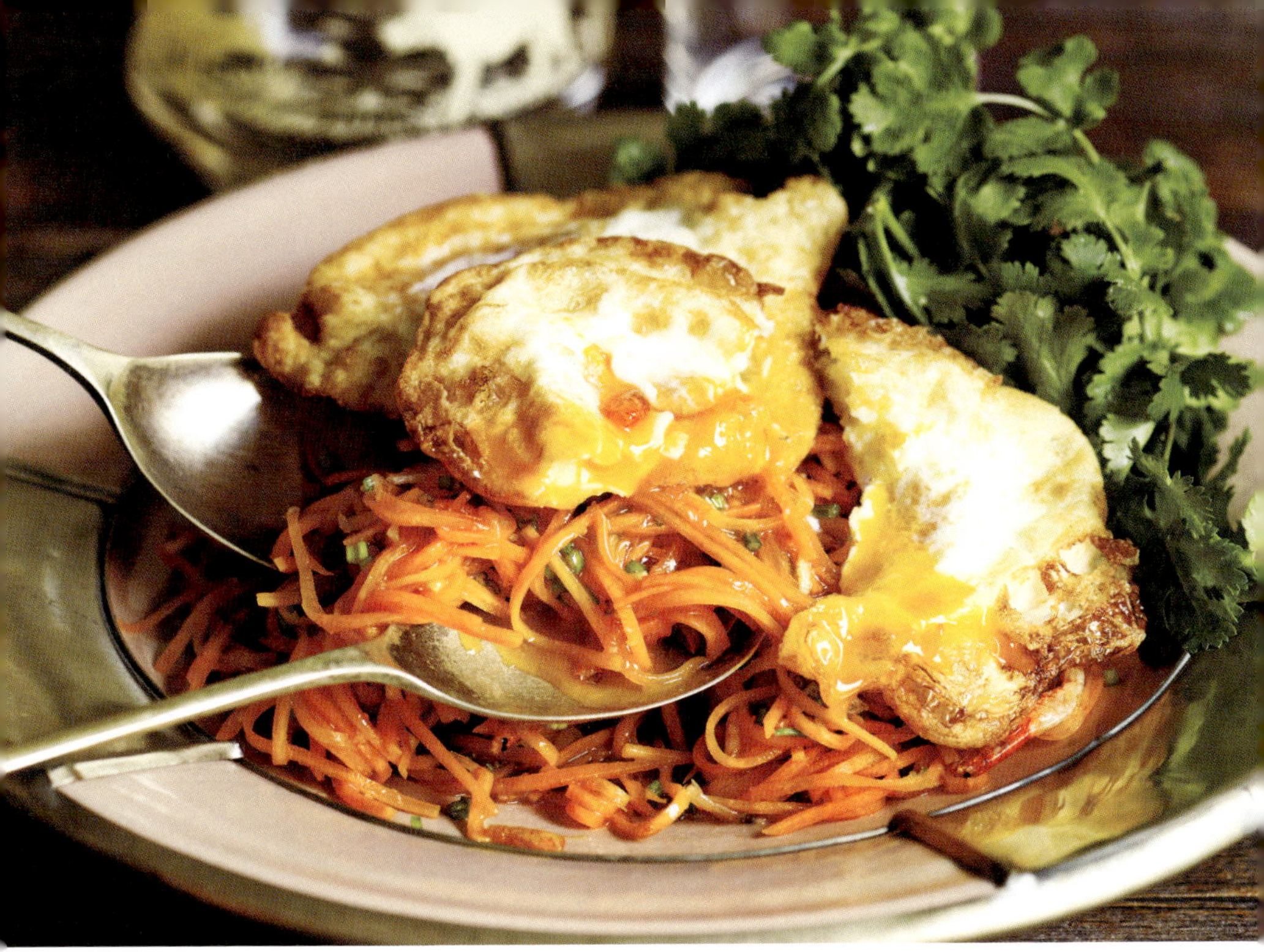

半熟の揚げ焼き卵でナンプラー味がまろやかに

エスニックキャロットラペ

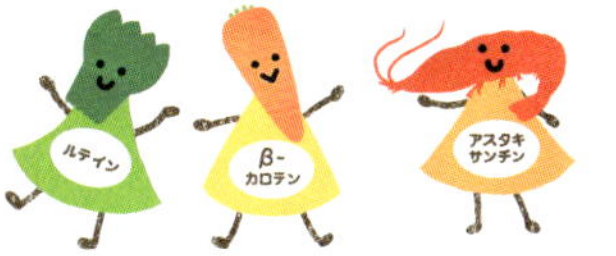

材料(2人分)

にんじん …… 2本
パクチー …… 2株
桜えび …… 20g
ドレッシング[赤とうがらしの小口切り½〜1本分　にんにくのみじん切り1片分　ナンプラー、レモン汁各大さじ1　砂糖小さじ2]
サラダ油 …… 適量
卵 …… 2個

1人分
182kcal
塩分1.8g

作り方

❶ にんじんはスライサー、または包丁で4〜5㎝長さのせん切りにする。パクチーは葉を摘み、茎は5㎜幅に切る。桜えびは粗く刻む。

❷ ボウルにドレッシングの材料を入れて混ぜ、にんじん、パクチーの茎、桜えびを加えてよく混ぜ、器に盛る。

❸ フライパンに油を約5㎜深さまで入れて中火で熱し、卵1個を割り入れる。約40秒揚げ焼きにしたら上下を返し、さらに約20秒揚げ焼きにして取り出し、❷にのせる。同様にしてもう1個作り、のせる。パクチーの葉を添える。

調理：藤井 恵　撮影：田村昌裕

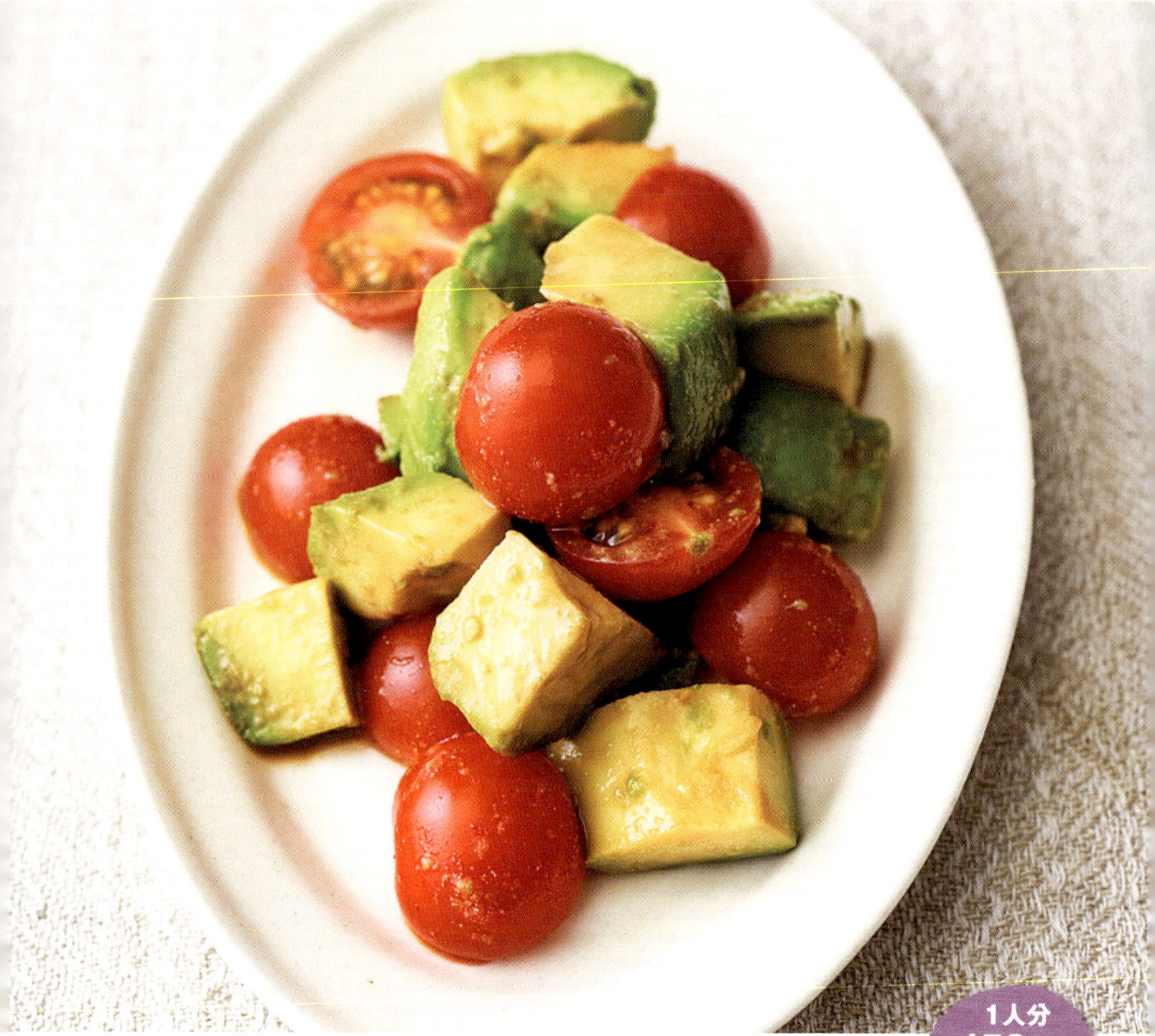

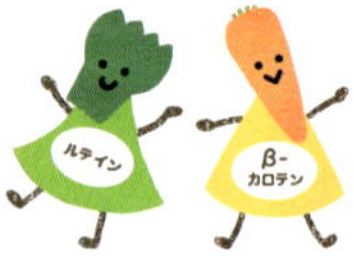

1人分
153kcal
塩分1.4g

アボカドの濃厚さとからしの辛みがマッチ

アボカドとトマトのからしじょうゆあえ

材料（2人分）

アボカド	1個
ミニトマト	5個
しょうゆ	大さじ1
練りがらし	小さじ½

❶ アボカドは縦半分に切ってから1㎝角に切る。ミニトマトは縦半分に切る。

❷ ボウルにしょうゆ、練りがらしを入れて混ぜ、❶を加えてあえる。

調理：藤野嘉子　撮影：豊田朋子

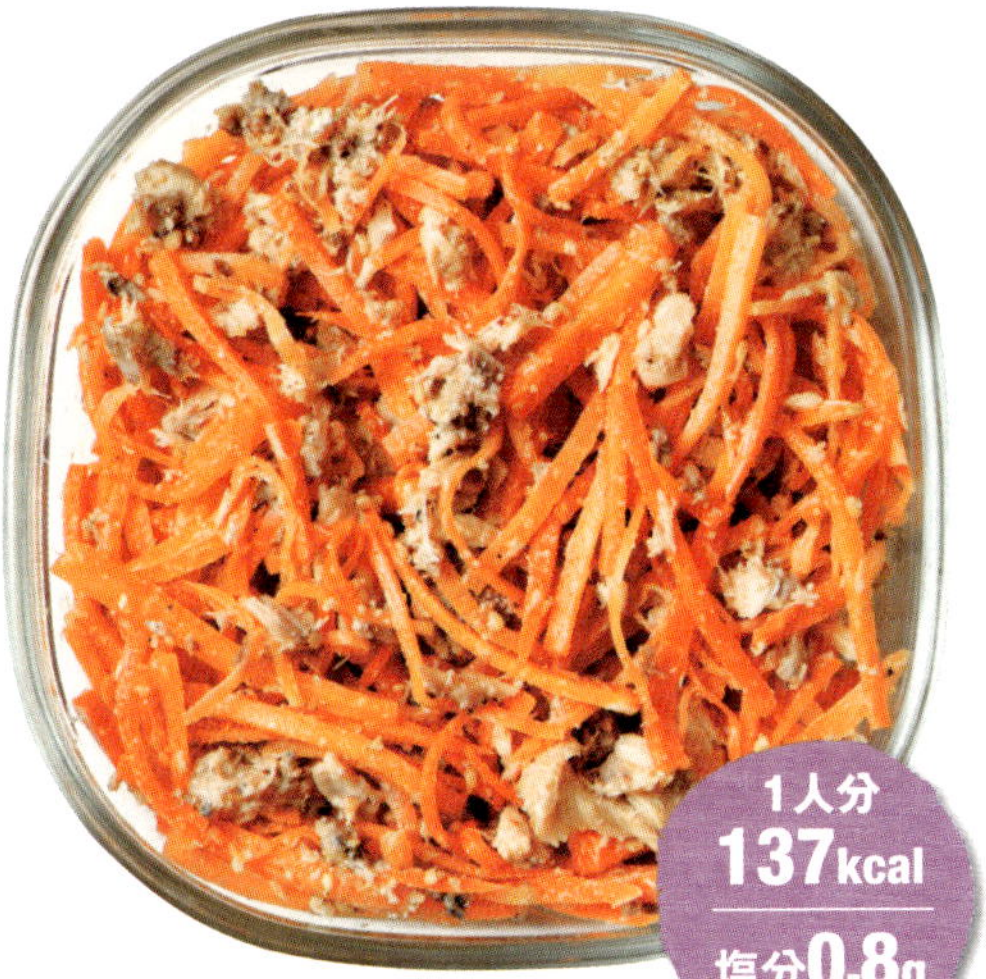

1人分
137kcal
塩分0.8g

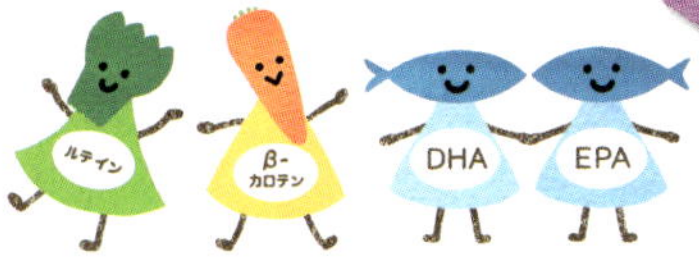

作りおきもOK

にんじんのごまさばあえ

材料（２人分）

にんじん …………………………… １本
塩 ………………………………… 小さじ½
さば水煮缶 ………………… １缶（約190ｇ）
白すりごま …………………… 大さじ３
酢 ………………………………… 小さじ１

作り方

❶ にんじんは5cm長さのせん切りにする。塩をふって約5分おき、軽くもんで水けを絞る。
❷ ボウルにさばを缶汁をきって入れ、ほぐす。にんじん、すりごま、酢を加えてあえる。

調理：西山京子　撮影：澤木央子

お弁当の彩りにも便利

にんじんとコーンのナンプラーサラダ

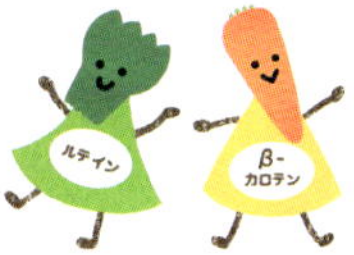

1人分
66kcal
塩分0.7g

材料（２人分）

にんじん …………………………… １本
ホールコーン缶 ……… １缶（約190ｇ）
サラダ油 ………………………… 小さじ２
ナンプラー、酢 ………… 各小さじ１½
こしょう ……………………………… 少々

作り方

❶ にんじんは１cm角に切る。塩（分量外）を加えた熱湯で約３分ゆでて、ざるにあける。
❷ ボウルにホールコーンを缶汁をきって入れ、にんじん、油、ナンプラー、酢、こしょうを加えてあえる

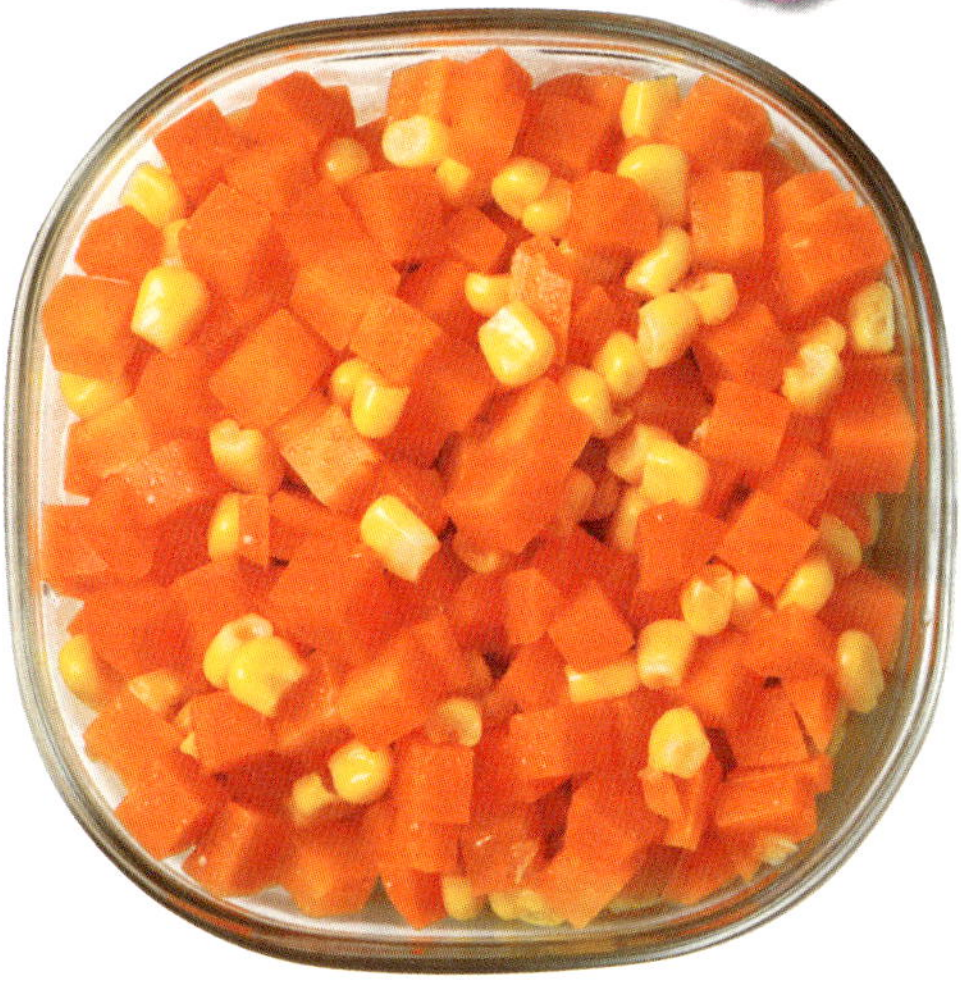

調理：西山京子　撮影：澤木央子

ほうれん草

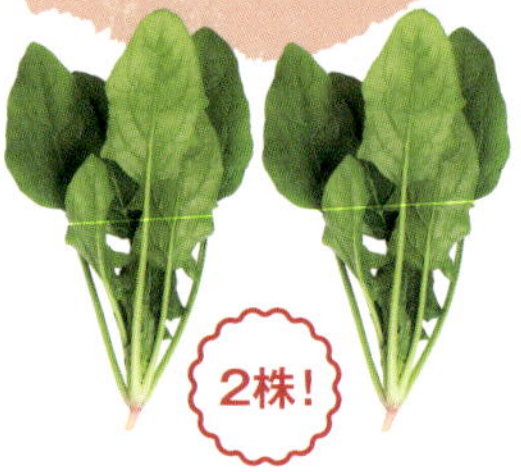

1日に必要なルテイン10mgは、ほうれん草2株

ルテインが豊富で、使いやすい食材ナンバーワンはほうれん草。2株で1日に必要なルテインがとれます。β-カロテンも豊富です。

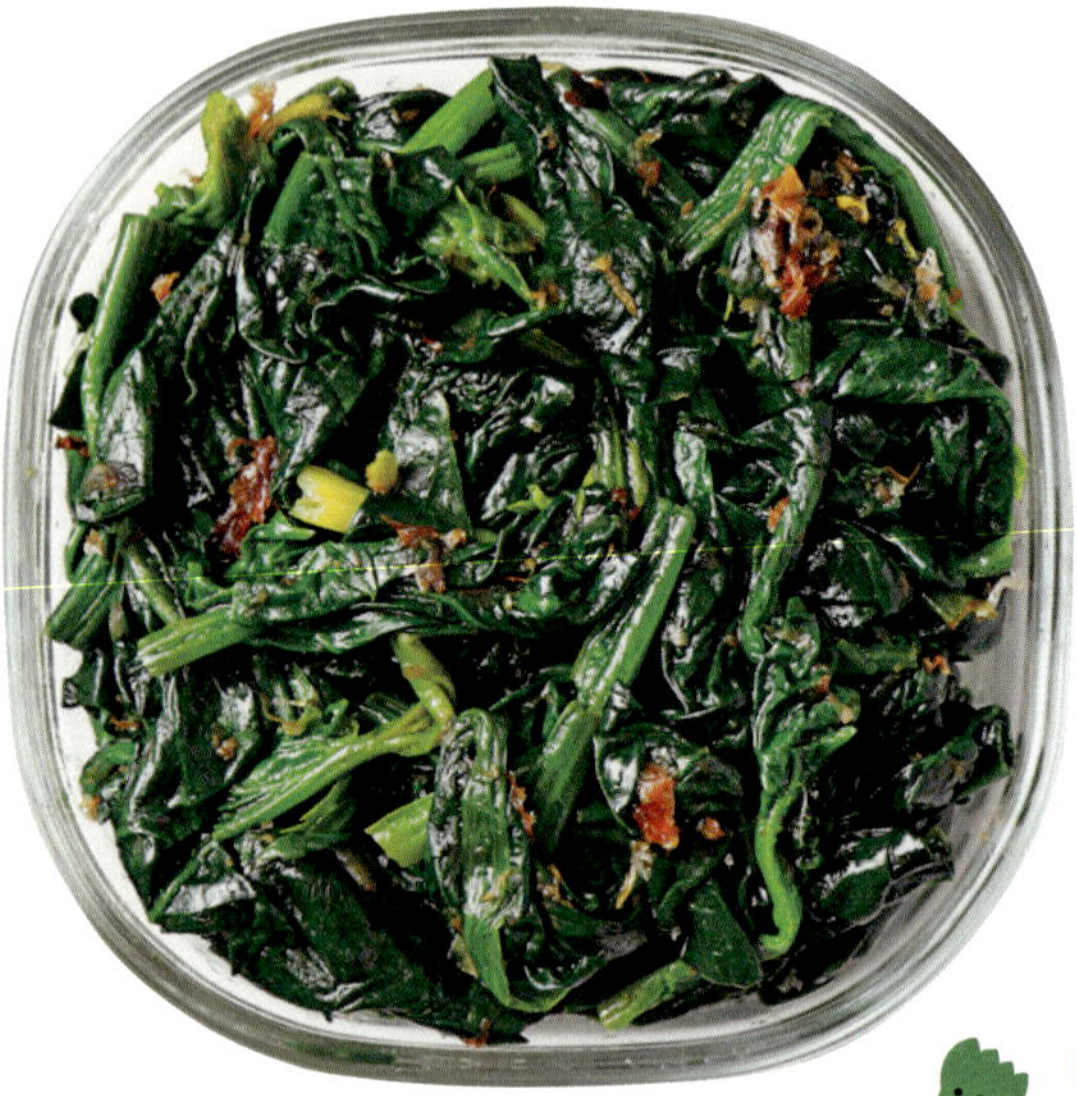

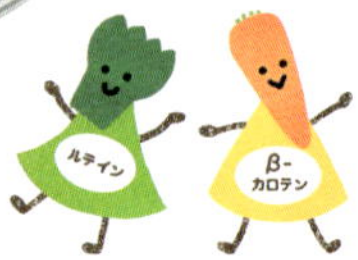

削りがつおでうまみもプラス

ほうれん草のオイルあえ

材料（２人分）

ほうれん草 …………………………… １わ
塩 ……………………………………… 適量
しょうゆ ……………………………… 少々
あえごろも［削りがつお１袋(約２ｇ) しょうゆ、サラダ油各小さじ１］

作り方

1. ほうれん草は塩を加えた熱湯でさっとゆでる。ざるに広げてさまし、水けを絞って4cm長さに切る。しょうゆ少々をからめて汁けを再び絞る。
2. ボウルに入れ、あえごろもの材料を加えてあえる。

調理：西山京子　撮影：澤木央子

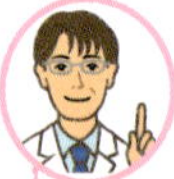

平松先生のプラスαアドバイス

ほうれん草に含まれるルテインは加熱しても問題ありません。さらに、脂溶性で油に溶けるので、オイルあえにすることで、さらに吸収をよくします。

１人分
27kcal
塩分0.4g

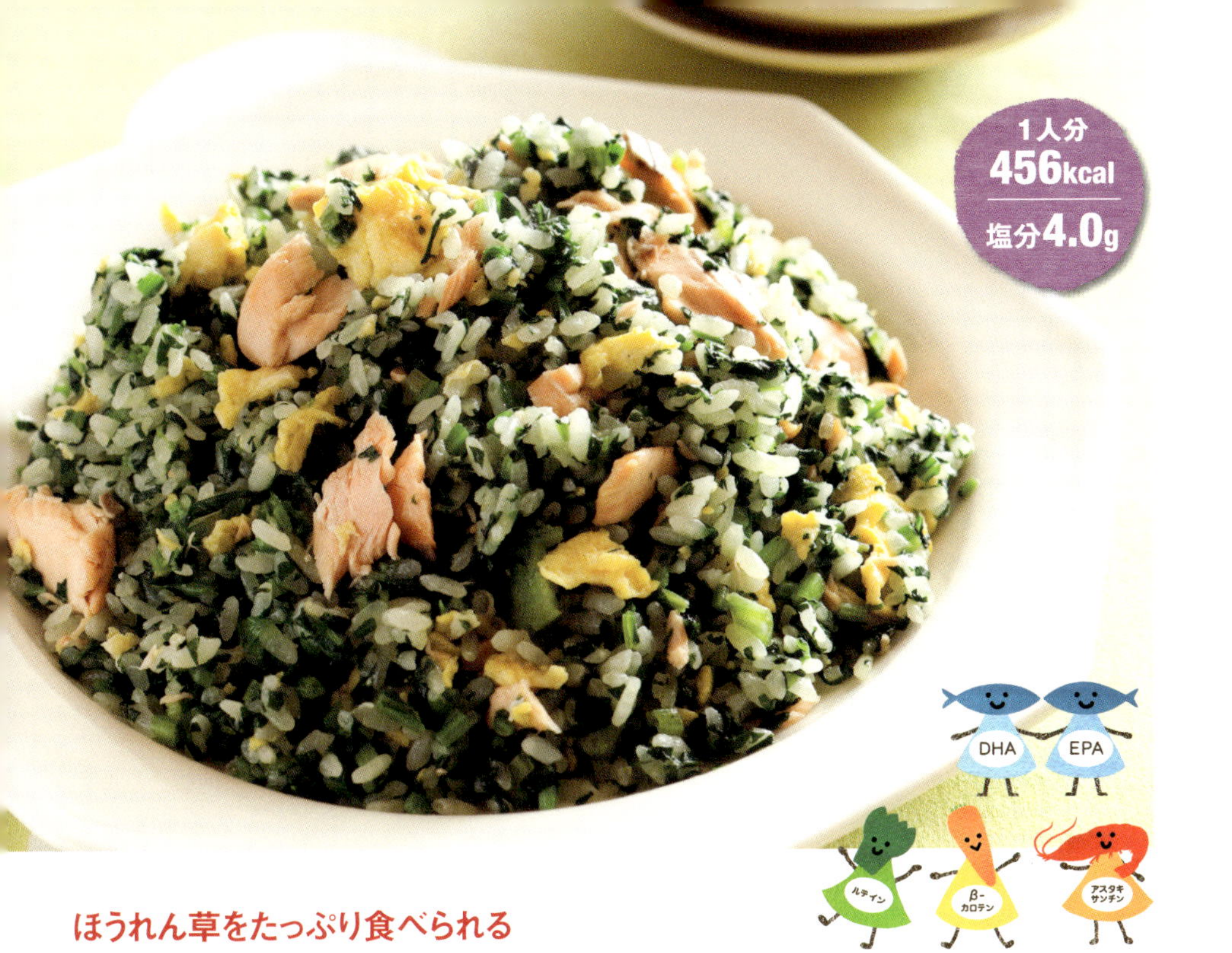
1人分
456kcal
塩分4.0g
DHA
EPA
ルテイン
β-
カロテン
アスタキサンチン

ほうれん草をたっぷり食べられる

鮭と卵のほうれん草チャーハン

材料（２人分）

生鮭	１切れ
下味（酒小さじ１　塩少々）	
ほうれん草	１わ（約200ｇ）
卵	１個
塩（卵用）	少々
サラダ油	適量
温かいご飯	300ｇ
塩	小さじ¾
こしょう	少々

作り方

1 鮭は下味をふる。フライパンに入れて弱めの中火にかけ、焼き色がつかないように両面を焼く。中まで火が通ったら取り出し、皮と骨を除いて粗くほぐす。ほうれん草は粗みじん切りにし、ペーパータオルに包んでしっかり水けをふく。卵は溶きほぐし、卵用の塩を混ぜる。

2 フライパンに油大さじ½を強火で熱し、卵液を流し入れる。木べらで手早くかき混ぜて半熟状になったら取り出す。

3 フライパンをきれいにし、油大さじ１を熱し、ほうれん草を一度に入れて水けが出ないように強火で炒める。ほうれん草がしんなりしたらご飯を加えてざっと炒める。ご飯が軽くほぐれたら鮭、卵を加え、塩、こしょうで調味し、全体がよく混ざるまで炒める。

調理：石原洋子　撮影：福岡 拓

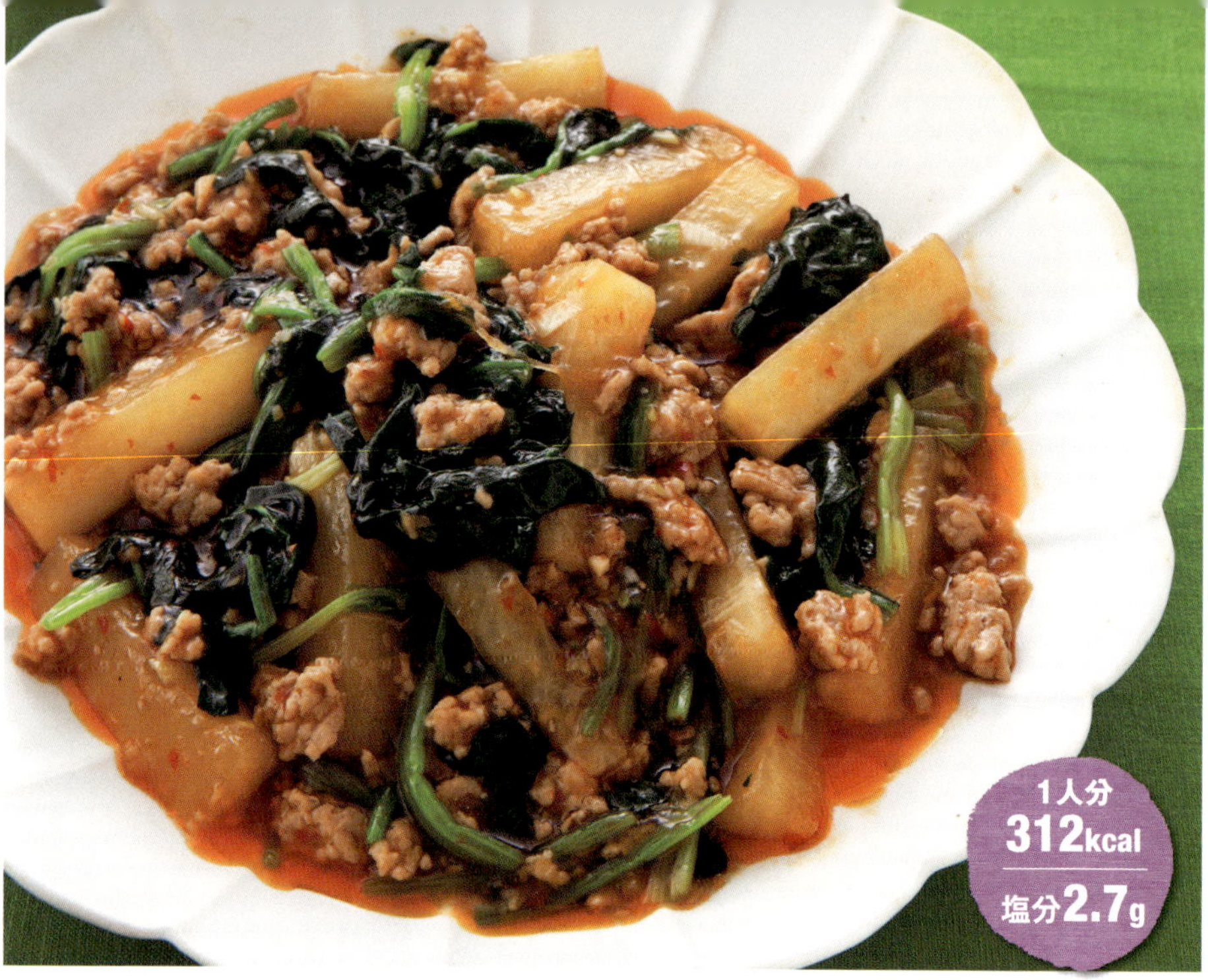

1人分
312kcal
塩分2.7g

ご飯や麺にのせてもおいしい、うま辛味

ほうれん草と大根の麻婆煮

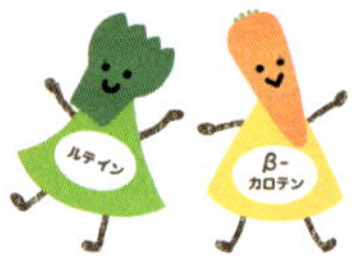

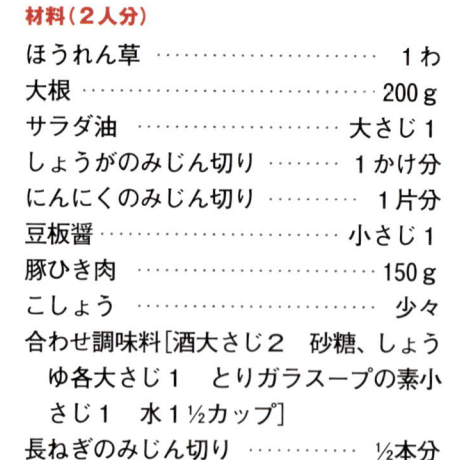

材料（2人分）

ほうれん草 …… 1わ
大根 …… 200g
サラダ油 …… 大さじ1
しょうがのみじん切り …… 1かけ分
にんにくのみじん切り …… 1片分
豆板醤 …… 小さじ1
豚ひき肉 …… 150g
こしょう …… 少々
合わせ調味料［酒大さじ2　砂糖、しょうゆ各大さじ1　とりガラスープの素小さじ1　水1½カップ］
長ねぎのみじん切り …… ½本分
水溶き片栗粉［片栗粉大さじ1　水大さじ2］

作り方

1 ほうれん草はゆでて水けを絞り、4cm長さに切る。大根は6cm長さ、1cm幅の棒状に切る。

2 フライパンに油を弱火で熱し、しょうが、にんにく、豆板醤を入れて炒める。香りが立ったら、ひき肉、こしょうを加えて中火でさらに炒める。肉の色が変わり、ぽろぽろになったら、大根を加えてさっと炒め合わせ、合わせ調味料を加えて約5分煮る。

3 ほうれん草、ねぎを加えてさっと炒め合わせ、火を止める。水溶き片栗粉を回し入れ、再び中火にかけて全体を混ぜ合わせながら、とろみがつくまで炒め煮にする。

調理：鈴木 薫　撮影：宗田育子

かくし味のマヨネーズでコクがアップ！

豚とほうれん草のカレー炒め

材料（２人分）

ほうれん草	１わ
玉ねぎ	½個
まいたけ	½パック（約50ｇ）
しょうが	½かけ
豚こま切れ肉	200ｇ
下味（塩、こしょう各少々）	
サラダ油	大さじ１
酒、マヨネーズ	各大さじ１
カレー粉	小さじ２
塩	小さじ⅓
こしょう	少々

1人分
421kcal
塩分2.1g

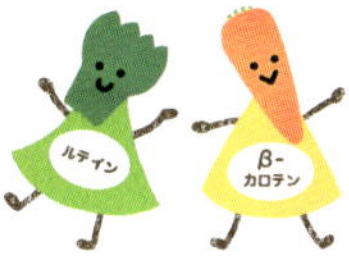

作り方

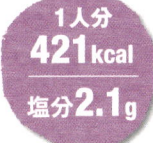

1. ほうれん草は塩（分量外）を加えた熱湯でさっとゆでる。水にとってざるに上げ、水けを絞って３cm長さに切る。玉ねぎは縦薄切りにする。まいたけはほぐす。しょうがは薄い輪切りにする。豚肉は大きいものは食べやすい大きさに切り、下味をふる。
2. フライパンに油、しょうがを入れて中火にかけ、香りが立ったら豚肉を入れて炒める。肉の色が変わったら玉ねぎ、まいたけを加えてさらに炒める。
3. しんなりとしたら①のほうれん草を加え、酒、マヨネーズ、カレー粉、塩、こしょうを加えてさっと炒め合わせる。

調理：藤野嘉子　撮影：原 務

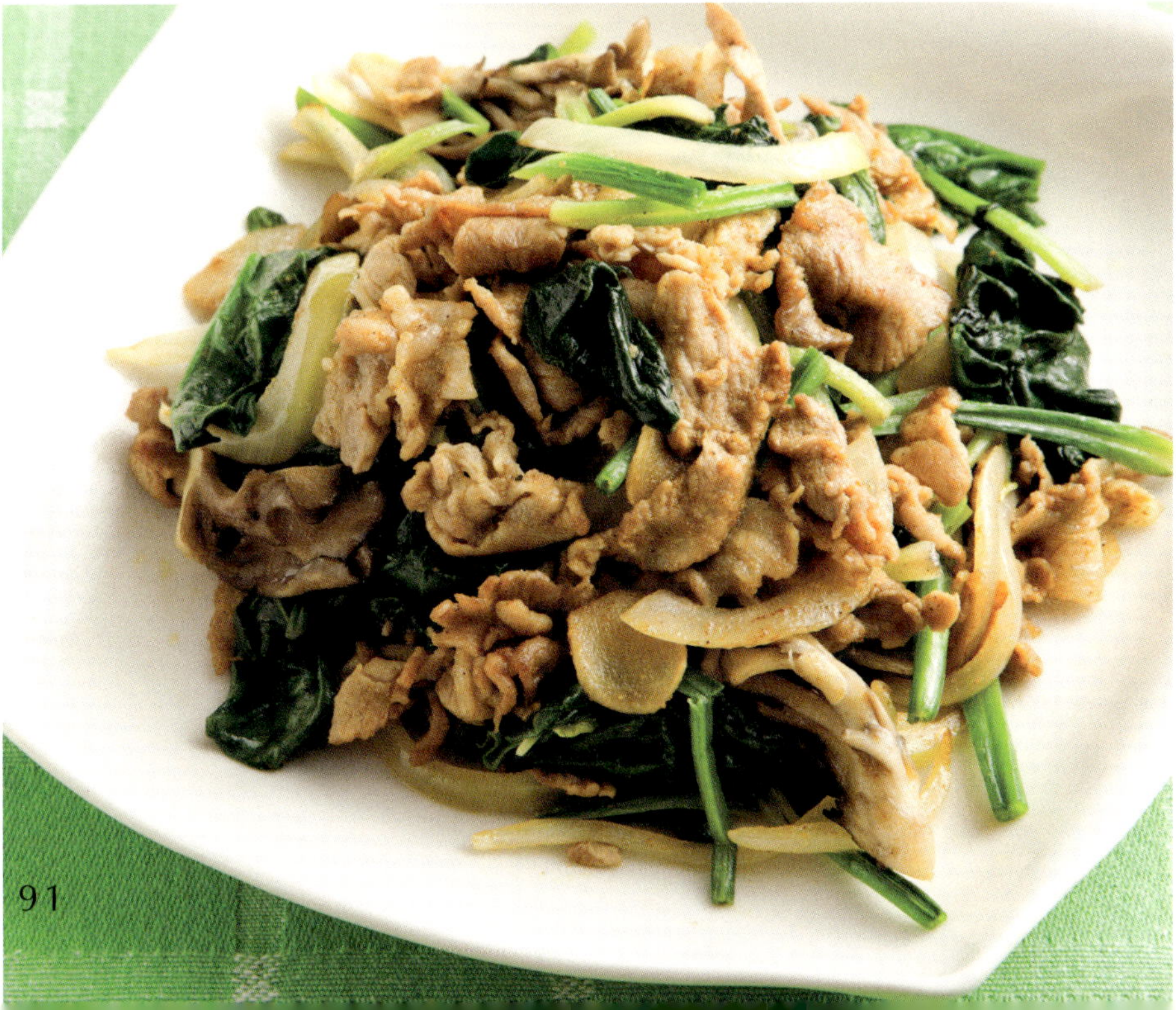

黄身をくずしてあえて食べて

ほうれん草のしらす卵黄のっけ

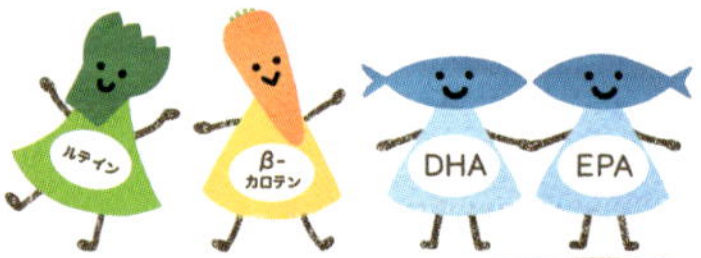

材料（２人分）

- ほうれん草 …… ½わ
- しらす干し …… 大さじ２
- 卵黄 …… １個分
- めんつゆ（３倍濃縮） …… 適量

作り方

❶ ほうれん草は熱湯で１～２分ゆで、冷水にとって水けを絞り、３cm長さに切る。

❷ 器に盛り、しらす干しと卵黄をのせる。めんつゆをかけて混ぜながら食べる。

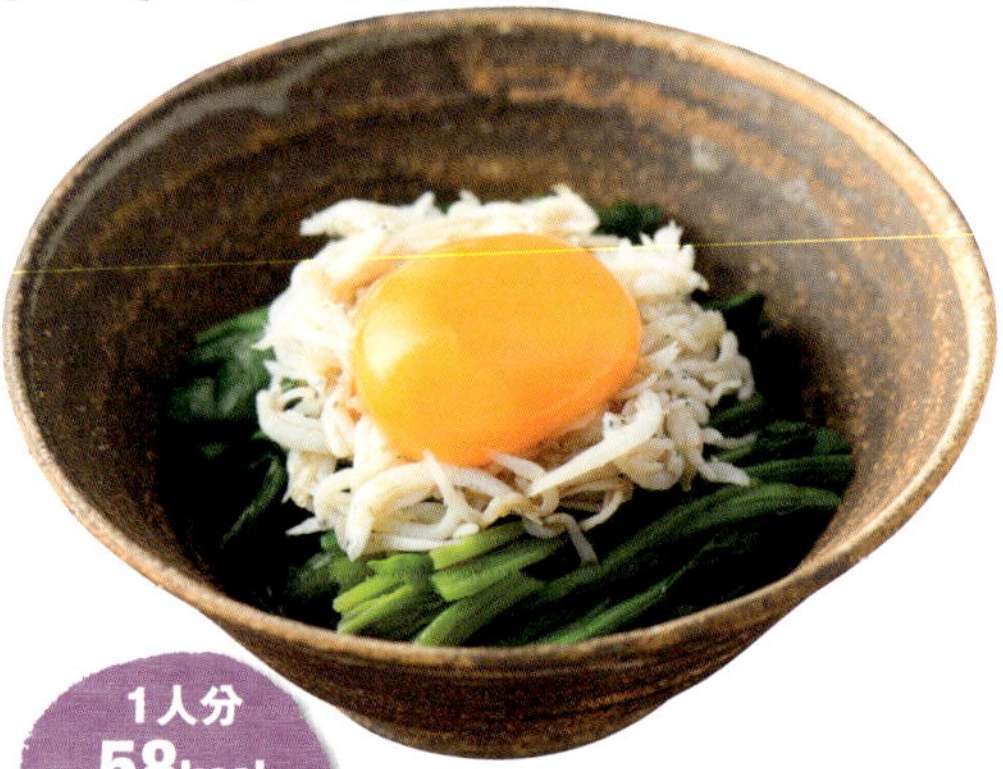

1人分
58kcal
塩分0.4g

調理：下条美緒　撮影：千葉 充

ごま油の風味がこうばしい

ほうれん草のオイスターソース

材料（２人分）

- ほうれん草 …… １わ
- 熱湯 …… ３カップ
- 塩 …… 小さじ１
- サラダ油 …… 少々
- オイスターソース …… 小さじ２
- ごま油 …… 少々

作り方

❶ ほうれん草は長さを３～４等分に切る。鍋に熱湯、塩、サラダ油を入れて沸かし、ほうれん草を１～２分ゆでる。ざるにあけてしっかり湯をきる。

❷ 皿に盛り、オイスターソース、ごま油をかける。

調理：藤井 恵　撮影：野口健志

1人分
46kcal
塩分1.0g

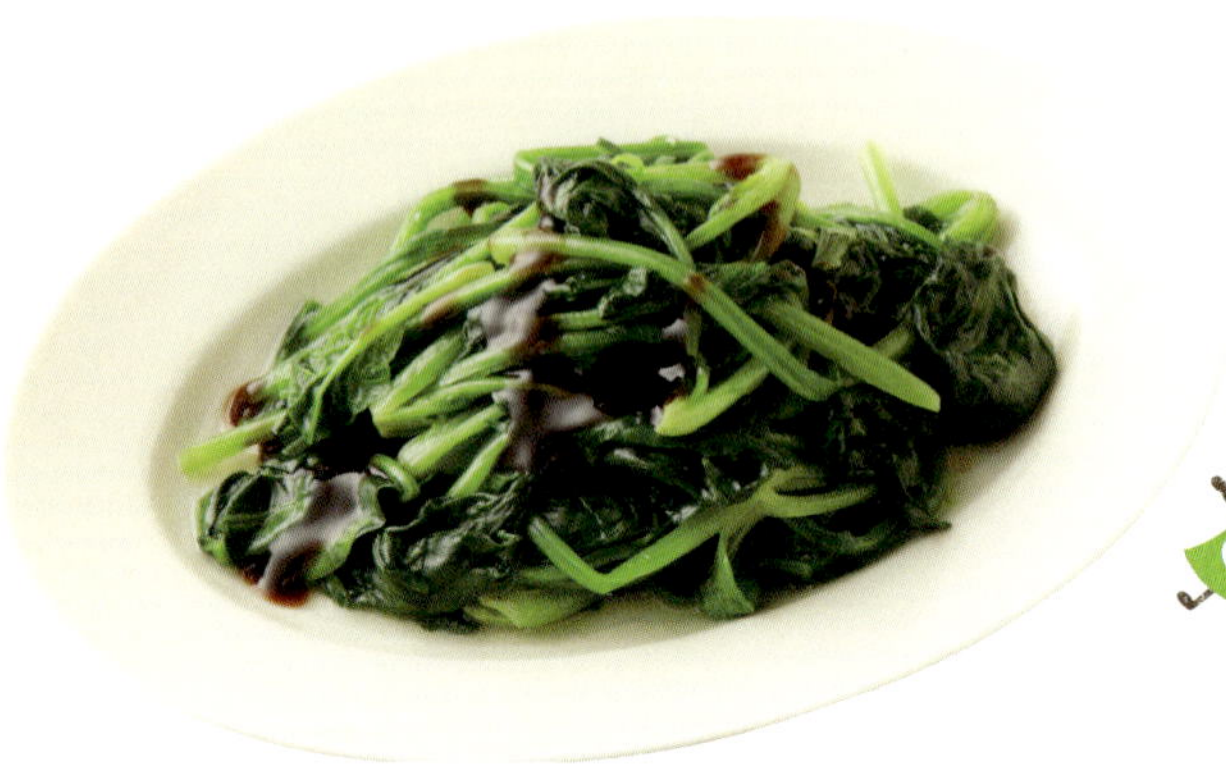

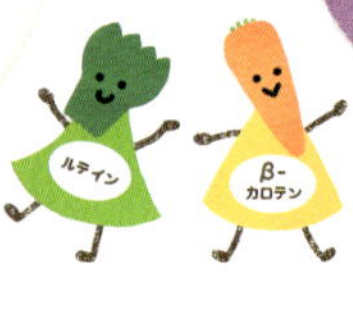

ベーコンを炒めてコクをプラス

ほうれん草とベーコンのトマトスープ

材料（２人分）

ほうれん草 …………………………… ½わ
ベーコン …………………………… ２枚
オリーブ油 ……………………… 小さじ１
トマトスープ［トマトジュース（食塩不使用）１½カップ　塩小さじ⅓　こしょう少々　水大さじ３］

作り方

❶ ほうれん草は３cm長さに切る。ベーコンは１cm幅に切る。
❷ 鍋にオリーブ油、ベーコンを入れて中火にかけ、色が変わるまで炒める。ほうれん草を加えてさっと炒め、しんなりしたらトマトスープの材料を加えて混ぜ、煮立ったらさらに約１分煮る。

調理：井原裕子　撮影：安井真喜子

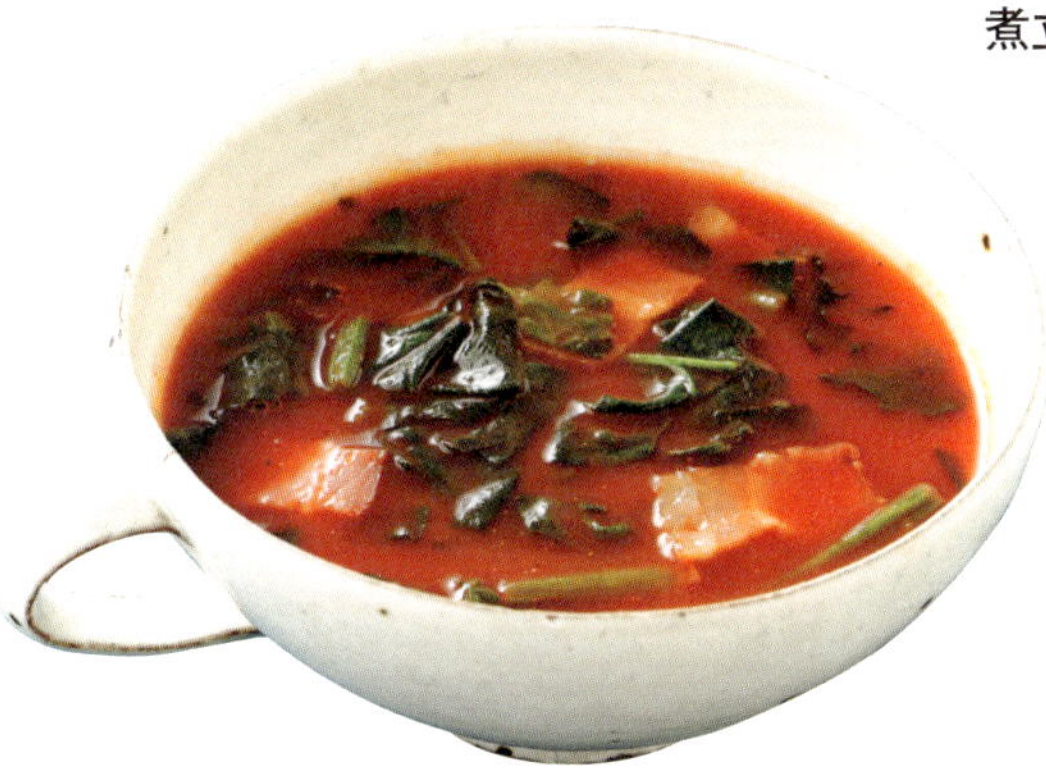

1人分
135kcal
塩分1.4g

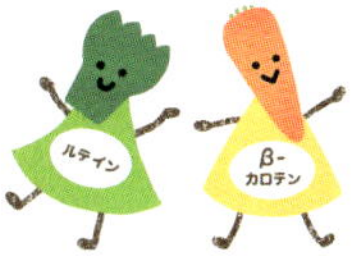

くるみの食感を楽しんで

ほうれん草のごまくるみあえ

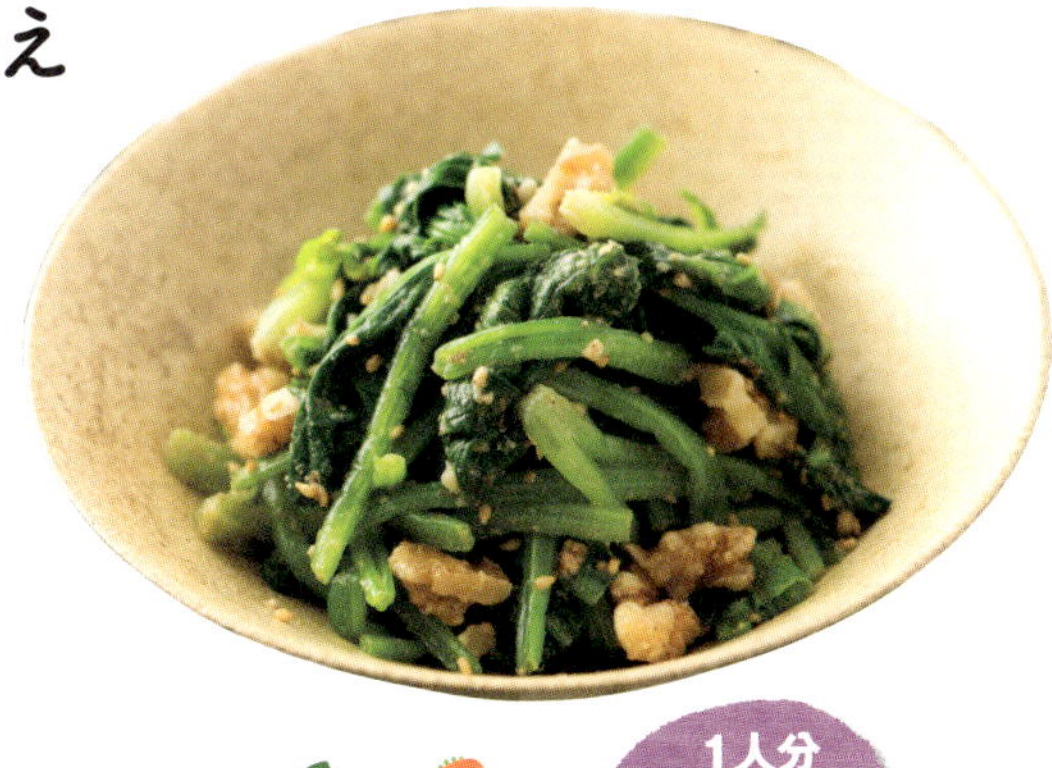

材料（２人分）

ほうれん草 …………………………… ½わ
くるみ（ロースト） ……………… 10g
あえごろも［白すりごま大さじ１　しょうゆ小さじ１弱　砂糖少々］

作り方

❶ ほうれん草は熱湯でさっとゆでる、水にとって水けを絞り、４cm長さに切る。くるみはめん棒などでたたいて砕く。
❷ ボウルに❶、あえごろもの材料を合わせてあえる。

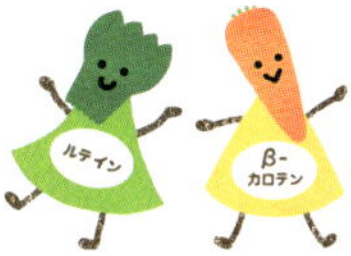

1人分
70kcal
塩分0.4g

調理：みないきぬこ　撮影：千葉 充

料理INDEX

主菜

副菜

ご飯・麺

汁もの・スープ

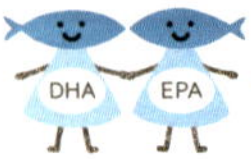

眼《がん》科《か》医《い》がすすめる 目《め》の不《ふ》調《ちょう》を感《かん》じたら 毎日《まいにち》食《た》べたい料《りょう》理《り》

2019年7月13日　初版発行
2023年9月 5 日　6版発行

監　修　平松《ひらまつ》類《るい》
発行者　山下直久
発　行　株式会社KADOKAWA
〒102-8177 東京都千代田区富士見2-13-3
電話：0570-002-301（ナビダイヤル）
印刷所　凸版印刷株式会社

●お問い合わせ
https://www.kadokawa.co.jp/（「お問い合わせ」へお進みください）
※内容によっては、お答えできない場合があります。
※サポートは日本国内のみとさせていただきます。
※Japanese text only

定価はカバーに記載してあります。

ISBN 978-4-04-896568-2　C0077

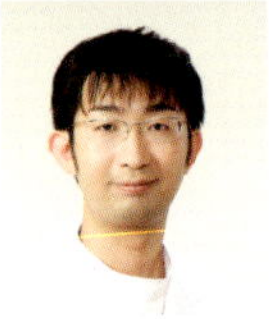

［監修］

平松 類

眼科医・医学博士。福島県郡山市今泉西病院、昭和大学病院勤務、山形県米沢市三友堂病院眼科科長、彩の国東大宮メディカルセンター眼科部長を経て、現在、二本松眼科病院に勤務。

患者自身が病気について知ることが治療への早道と考え、情報や知識をわかりやすく伝える。また最新の医学的知識を踏まえて、医者任せではない、患者本人が自分で実践できる医療情報を提供している。

著書に『1日3分見るだけでぐんぐん目がよくなる! ガボール・アイ』（SBクリエイティブ）、『緑内障の最新治療』（時事通信社）など多数。テレビやラジオなどでも医療情報を発信している。

ブログ
http://www.hiramatsurui.com/

staff

デザイン　矢崎 進　多田菜穂子　森尻夏実（大空出版）
調理　秋元 薫　石原洋子　市瀬悦子　伊藤晶子　伊藤朗子　井原裕子　牛尾理恵　荻野恭子　コウケンテツ　コウ静子　小林まさみ　重信初江　下条美緒　しらいのりこ　鈴木 薫　堤 人美　中村陽子　新谷友里江　西山京子　藤井 恵　藤野嘉子　牧野直子　みないきぬこ　柳原るり　脇 雅世　ワタナベマキ
撮影　榎本 修　キッチンミノル　木村 拓　澤木央子　白根正治　鈴木泰介　宗田育子　高杉 純　竹内章雄　田村昌裕　千葉 充　豊田朋子　野口健志　原 務　日置武晴　広瀬貴子　福岡 拓　福尾美雪　三村健二　邑口京一郎　安井真喜子
イラスト　サイトウトモミ
校正　麦秋アートセンター
編集協力　一志りつ子
企画編集　藤原由香（KADOKAWA）

本書のレシピは過去『レタスクラブ』（KADOKAWA）に掲載されたものに加筆し、再構成したものです。

エネルギー計算は掲載時の数値です。